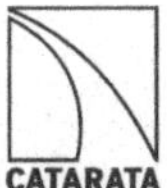
CATARATA

María Isabel Porras Gallo (coord.)

Ciencia médica y atención sanitaria

EL PAPEL DE LAS ESTANCIAS INTERNACIONALES DE INVESTIGACIÓN Y DE LAS REDES DE COLABORACIÓN EN SU TRANSFORMACIÓN

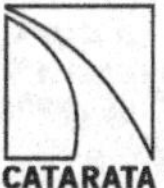

COLECCIÓN INVESTIGACIÓN Y DEBATE

ESTE LIBRO HA CONTADO CON UNA AYUDA A LA EDICIÓN DEL PROYECTO DE INVESTIGACIÓN REFERENCIA PID2019-108813GB-I00 FINANCIADO POR MCIN/AEI/10.13039/501100011033/ Y POR FEDER UNA MANERA DE HACER EUROPA

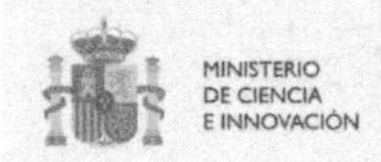

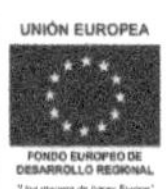

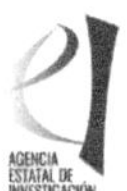

FUENCARRAL, 70
28004 MADRID
TEL. 91 532 20 77
WWW.CATARATA.ORG

CIENCIA MÉDICA Y ATENCIÓN SANITARIA.
EL PAPEL DE LAS ESTANCIAS INTERNACIONALES DE INVESTIGACIÓN Y DE LAS REDES DE COLABORACIÓN EN SU TRANSFORMACIÓN

ISBN: 978-84-1067-206-2
DEPÓSITO LEGAL: M-26.824-2024
THEMA: MBX/MBD/MBS

ÍNDICE

INTRODUCCIÓN

MARÍA ISABEL PORRAS GALLO

Las estancias internacionales de investigación y los distintos programas de becas que financian dichas actividades desempeñan en nuestros días un papel relevante en numerosos ámbitos, entre ellos en el entorno educativo (universitario en pregrado, pre- y posdoctoral, carrera profesional universitaria), científico y sanitario, por cuanto facilitan el movimiento, la circulación de conocimientos, de prácticas científicas, sanitarias, educativas y de personas, y a través de ello contribuyen a la especialización, la actualización, la renovación, la estandarización científico-sanitaria, al establecimiento de relaciones personales y redes científico-sanitarias internacionales, pero también entre instituciones y países[1].

Ahora bien, como se expone en algunos de los trabajos incluidos en este volumen, estas iniciativas cuentan con una tradición de varios siglos. De hecho, como muestra la obra editada por Ole Peter Grell, Andrew Cunningham y Jon Arrizabalaga (2010), en el

1. Se cuenta con una numerosa bibliografía que muestra la actualidad y el valor de las estancias internacionales de investigación en los ámbitos mencionados y en otros no citados, que incluye trabajos que evalúan el impacto de estas actividades en términos de colaboraciones establecidas bajo distintas fórmulas: publicaciones generadas, participación en proyectos de investigación, mantenimiento de las relaciones internacionales y con el país de origen, así como sobre el grado de inserción de científicos e investigadores al retornar y sobre el impacto posterior en los países de origen. Una muestra de ello es el artículo de Inés Andújar, Carolina Cañibano y Ana Fernández-Zubieta (2015).

ámbito médico se puede rastrear casi desde el mismo momento de la creación de las universidades y del inicio del movimiento universitario, bajo la forma de la *peregrinatio academica*.

Los capítulos que componen esta obra colectiva dan cuenta de la importancia que poseyeron estos viajes y estancias internacionales, los cambios que se fueron operando en los destinos preferidos desde los siglos XIV y XV hasta el XVIII, los modos diversos de cubrir los gastos generados por esas actividades y las diferencias existentes en los distintos espacios políticos de la Europa de esos momentos. Como señaló Andrew Cunningham (2010: 4), este desplazamiento de estudiantes foráneos a las universidades de destino entrañaba no solo beneficios económicos, sino también la creación de ambientes más propicios para la promoción de nuevos enfoques renovadores y de la innovación en medicina y otras disciplinas. El destino de las estancias no era únicamente los centros universitarios, sino también los hospitales y, más tarde, los laboratorios, las farmacias y otras instituciones. Hilde de Ridder-Symoens (2010) y Andrew Cunningham (2010) han reconocido numerosos beneficios para quienes llevaban a cabo las estancias internacionales, entre ellos la elaboración de libros, la obtención de cátedras en las facultades, la aplicación de los conocimientos y prácticas aprendidas, que podían facilitar nuevos descubrimientos (como le ocurrió a William Harvey tras retornar a Londres después de su estancia en la Universidad de Padua), la mejora del prestigio social de los médicos y también la transformación y renovación de los modelos formativos universitarios.

Respecto a los estudiantes de los reinos hispanos, Jon Arrizabalaga (2010) ha puesto de relieve su participación desde mediados del siglo XV, a veces para la realización del doctorado, y ha indicado que sus destinos preferidos fueron las universidades italianas, primero las de Siena, Pisa, Ferrara y Padua y, más tarde, las de Bolonia y Parma. Este historiador de la medicina ha destacado también el positivo impacto personal que tuvieron estas estancias, que se tradujo en algunos casos en una mejora de su carrera profesional al obtener una cátedra universitaria a su vuelta. Ahora bien, la prohibición de Felipe II en 1559, por razones religiosas, de ir o enseñar en universidades que estuvieran fuera de los territorios de la monarquía española redujo sustancialmente esta práctica en un marco de cierre científico, cultural y religioso.

Esta circunstancia habría sido responsable en buena medida de las dificultades que tuvieron las universidades para adaptarse al desarrollo científico habido en los siglos posteriores y de la decadencia de la ciencia en lo que es ahora España, que fue motivo de preocupación en el siglo XVIII en el contexto de la Ilustración. Los monarcas reinantes trataron de corregir la situación mediante la adopción de un conjunto de medidas de política científica, entre las que cabe señalar la creación de laboratorios y nuevas instituciones científicas, la dotación de fondos para la contratación de figuras relevantes de la ciencia europea y el establecimiento de programas de becas para impulsar los viajes de estudio a Europa y, a través de ellos, lograr la renovación científica y la actualización de los científicos españoles (Vernet Ginés, 1975). Felipe V (1683-1746) fue el monarca que estableció el primero de estos programas mediante el decreto del 4 de julio de 1718, que sería continuado por Carlos III (1716-1788) y Carlos IV (1748-1819).

Esta iniciativa fue seguida de otras en los siglos XVIII y XIX promovidas por la nobleza, las nuevas instituciones y sociedades ilustradas creadas, los municipios, la Real Junta de Comercio y los propios pensionados, dado el valor otorgado a los viajes y las estancias internacionales como vía privilegiada de renovación científica y de actualización de los científicos españoles. Estas actividades y programas se mantuvieron con luces y sombras, motivadas principalmente por los distintos contextos políticos internos y externos, el peso de la inversión económica dedicada a estos programas y al mantenimiento de las instituciones y laboratorios científicos.

Como se pone de relieve en varias de las contribuciones que siguen a esta introducción, los intercambios científicos no solo mantuvieron su vigencia al inicio del siglo XX, sino que cobraron nueva actualidad en todas las ciencias y profesiones, y de modo relevante en lo relativo a la atención sanitaria y las prácticas de salud pública. Se articularon nuevas estrategias nacionales e internacionales desplegadas en contextos políticos nacionales e internacionales cambiantes con momentos convulsos. A los promotores nacionales de becas, como la Junta para la Ampliación de Estudios e Investigaciones Científicas (JAE) desde su fundación en 1907 (Sánchez Ron, 1988; Sánchez Ron y García Velasco, 2010), el Consejo Superior de Investigaciones Científicas (CSIC) desde su creación en 1939 (Puig-Samper Mulero, 2007; Sánchez Ron, 2021) y la Junta de Relaciones Culturales del Ministerio de Asuntos Exteriores (Delgado Gómez-Escalonilla, 2007), se sumaron otros actores internacionales de gran peso, como la Fundación Rockefeller (Barona Vilar, 2015 y 2021), el Comité de Higiene de la Sociedad de Naciones (Borowy, 2009) y la OMS (Ballester, 2016).

Junto a los viajes y las estancias internacionales de investigación, se articularon otras vías que facilitaban igualmente el movimiento del conocimiento, de los científicos, de los modelos y de las prácticas científico-sanitarias (Krige, 2019), como fueron, por un lado, las academias científicas, particularmente las de medicina en nuestro caso, cuyo papel es explorado en el capítulo dos, y, por otro, la participación en los congresos científicos internacionales como un modo de traer las nuevas corrientes y metodologías científicas foráneas, pero también para presentar y difundir nuestra producción científica en dichos foros y permitir así la circulación del conocimiento desde Europa a España y desde nuestro país a Europa, como se expone en el capítulo uno.

Esta circulación bidireccional del conocimiento científico y de las prácticas científico-sanitarias nos remite al posicionamiento de las aportaciones incluidas en este volumen respecto del debate centro-periferia que se sitúan más allá del modelo "difusionista", que consideraba que "la transmisión de la ciencia es un proceso unidireccional, desde un centro productor de conocimientos científicos hasta un centro receptor" y que el papel de los científicos receptores era pasivo (García Belmar y Bertomeu Sánchez, 2001: 97). Por el contrario, los trabajos recogidos en esta obra se alinean con otras aproximaciones, entre ellas las defendidas por el grupo internacional Science and Technology in the European Periphery, creado en 1999 en Barcelona, y consideran la existencia de transformaciones durante el viaje de los conocimientos, las prácticas, los modelos institucionales, los objetos y las personas, así como posteriormente cuando los científicos, las instituciones y los países receptores se apropian de ellos y los adaptan a las particulares circunstancias[2].

El libro está estructurado en ocho capítulos, que recogen una versión ampliada y mejorada de las ponencias presentadas oralmente en la Jornada "Ciencia médica y atención sanitaria. El papel de las estancias internacionales de investigación y de las redes de colaboración", celebrada el 15 de noviembre en la Facultad de Medicina de Ciudad Real en un formato híbrido, como una de las actividades del proyecto de investigación titulado "Programa de becas para estancias de investigación y el papel de los laboratorios públicos y privados en la lucha contra las enfermedades infecciosas en Europa (1907-1985)". Este proyecto, financiado por la Agencia Española de Investigación (AEI), el Ministerio de Ciencia, Innovación y Universidades-Fondos FEDER (ref. PID2019-108813GB-I00), ha sido desarrollado bajo mi dirección desde el 1 de junio de 2020 hasta su finalización prevista el 31 de diciembre de 2024 y ha contado con la participación de investigadores europeos, entre los cuales se encuentra Maria Teresa Brancaccio, que ha desarrollado su trabajo desde la Universidad de Maastricht y es coautora del capítulo seis de la presente obra. El objetivo de dicha reunión internacional era doble. Por un lado, presentar parte de los resultados finales del proyecto a la comunidad científica, pero también al alumnado de los grados de distintas titulaciones de ciencias de la salud y de Historia, así como al del Doctorado en Ciencias de la Salud de la Universidad de Castilla-La Mancha. Por otro, compartir ese espacio científico con otros investigadores nacionales e internacionales que trabajan en temas similares a los de nuestro proyecto de investigación para facilitar el intercambio científico, la reflexión y el enriquecimiento intelectual personal de nuestra investigación y de la de nuestros colegas españoles, europeos y latinoamericanos.

2. García Belmar y Bertomeu Sánchez (2001), Pyenson (2006), Gavroglu *et al.* (2008) y Velasco Morgado (2016).

De este modo en este volumen se ofrecen de modo comparativo respuestas respecto al papel desempeñado por los programas de becas y ayudas para estancias de investigación de los científicos en algunos de los principales centros de investigación europeos y estadounidenses, y de las visitas de profesionales foráneos a los distintos países en la configuración de la lucha contra problemas de salud pública, particularmente contra las enfermedades infecciosas, como la poliomielitis, que era uno de los objetivos principales del proyecto de investigación mencionado. Los resultados de nuestro grupo se presentan al mismo tiempo que algunas de las respuestas ofrecidas respecto de otras enfermedades, como la viruela (en el capítulo siete) y la tuberculosis (en el capítulo siete), produciéndose un enriquecimiento científico. Mediante los ejemplos seleccionados se muestran los aportes realizados por los programas de becas y ayudas nacionales e internacionales relevantes, como los financiados por la Fundación Rockefeller, el Comité de Higiene de la Sociedad de Naciones y la Organización Mundial de la Salud (OMS), así como los de algunos de los científicos y científicas que disfrutaron de dichos programas, que nos permiten evaluar comparativamente las políticas de lucha en diferentes países contra las enfermedades infecciosas, y, con ello, responder a tres de los objetivos específicos del proyecto.

Todo ello se complementa con las aportaciones efectuadas en los dos primeros capítulos que se sitúan en un marco cronológico anterior al siglo XX y se centran en otros instrumentos válidos para la circulación del conocimiento científico y las prácticas científico-sanitarias de modo bidireccional. Así, en el capítulo uno, Mariano Ayarzagüena analiza la figura científica poliédrica de Juan Vilanova y Piera, y muestra su destacado papel en la circulación del conocimiento médico, geológico, paleontológico, prehistórico y antropológico en el siglo XIX mediante su participación en congresos científicos internacionales y la posterior difusión que hizo de las nuevas corrientes y metodologías en nuestro suelo a través de sus publicaciones científicas, en la prensa diaria y mediante sus conferencias en distintos foros como el Ateneo de Madrid. Rosa Ballester, en el capítulo dos, presenta la labor desempeñada por las academias de medicina en la dinámica de circulación y transferencia de saberes y prácticas científicas durante la segunda mitad del siglo XIX y las primeras décadas del XX, analizando el caso particular de la Real Academia de Medicina y Cirugía de Valencia, que revela las distintas fórmulas empleadas para facilitar esa circulación y transferencia a lo largo del periodo analizado, que incluyeron los viajes científicos y la visita de los expertos científicos desde finales del siglo XIX.

En el capítulo tres, María Eugenia Galiana-Sánchez, Josep Bernabeu-Mestre y Gloria Gallego-Caminero sitúan su aportación en el marco del "movimiento sanitario internacional", constituido en el periodo de entreguerras de la pasada centuria, para analizar la importancia que adquirió la salud pública y la creación de Administraciones públicas sanitarias en Europa, que precisaron de profesionales de la salud expertos, que requirieron una capacitación y especialización, y centran su análisis en el caso de las enfermeras de salud pública. A través de él profundizan en el papel que el acuerdo que España firmó con la Fundación Rockefeller en 1922 tuvo en la configuración del papel de experta en enfermería de salud pública en el contexto español e internacional, poniéndose de relieve el impacto negativo de la guerra civil española en el aprovechamiento de la labor de estas expertas en nuestro país, que sí pudieron desarrollar en Venezuela, a donde se exiliaron. Lourdes Mariño y María Isabel Porras analizan en el capítulo cuatro el papel desempeñado por el Comité de Higiene de la Sociedad de Naciones en la articulación de un plan de formación de expertos en salud pública y muestran cuál fue su impacto en la Escuela Nacional de Sanidad de Madrid, creada en 1924 en el marco de consolidación de la salud pública en España tras la firma de un acuerdo con la Fundación Rockefeller en 1922.

Por su parte, en el capítulo cinco, Adrián Carbonetti y María Laura Rodríguez muestran la interesante contribución de la Oficina Sanitaria Panamericana y de las páginas del boletín de esa organización internacional en la circulación internacional del conocimiento científico y de las disputas sobre la vacuna BCG entre 1925 y 1940, poniendo de relieve las influencias de la geopolítica, de las hegemonías científicas y de los nacionalismos en la validación del conocimiento científico y de las prácticas sanitarias. María Victoria Caballero, María Teresa Brancaccio y María Isabel Porras estudian en el capítulo seis los inicios de la cooperación internacional desplegada en la investigación y ensayo de la vacuna de Sabin, especialmente, en el ámbito de los Países Bajos y de otros países del entorno europeo, mediante el análisis del crucial papel desempeñado en ello por el científico neerlandés Jacobus Dirk Verlinde, que mantenía una colaboración con Albert Sabin desde su estancia en 1947 en el laboratorio del científico estadounidense, financiada con una beca de la Fundación Rockefeller. A través de ello se muestra la relevancia de la colaboración de Verlinde en la facilitación de la validación de la vacuna oral Sabin por la OMS en la década de 1960.

María Silvia di Liscia analiza en el capítulo siete los acuerdos y propuestas de colaboración científica internacional para la erradicación de la viruela en Argentina entre 1950 y 1980, descendiendo también a la evaluación de la circulación del conocimiento y las prácticas sanitarias en algunas de las campañas organizadas localmente que surgieron a raíz de los programas de erradicación de la enfermedad citada. El libro finaliza con el capítulo ocho, en el que María Isabel Porras, Lourdes Mariño y Marta Velasco evalúan el proceso de creación del Servicio Nacional de Poliomielitis en el Hospital Nacional de Enfermedades Infecciosas de Madrid para atender a los niños y las niñas afectadas por la poliomielitis desde finales de la década de 1950, coincidiendo con el mayor incremento registrado en la morbimortalidad por esa enfermedad en España. El análisis de dicho caso pone de relieve el impacto que tuvieron las becas de la JAE y de otras instituciones que recibieron los protagonistas del citado Servicio Nacional de Poliomielitis para efectuar estancias en laboratorios y hospitales europeos, así como las que otorgó la OMS para financiar las visitas de los expertos de esa agencia sanitaria internacional en rehabilitación médica y fisioterapia a nuestro país. A través de ellas se muestra cómo se desplazaron las personas, los conocimientos, los objetos y las prácticas sanitarias, pero también lo complejo e importante que fue el proceso de adopción y adaptación de estándares internacionales en España para la puesta a punto del Servicio Nacional de Poliomielitis.

La información proporcionada en cada uno de los capítulos de esta monografía posee un valor intrínseco y su conjunto tiene interés para las historiadoras y los historiadores de la medicina, de la salud pública y de la salud internacional, para los investigadores e investigadoras de otras disciplinas y para quienes informan y participan en la toma de decisiones sobre políticas científicas y sanitarias a nivel local, nacional, de la Unión Europea e internacional. Esta obra resulta igualmente de interés para los centros superiores de enseñanza sanitaria y gestión sanitaria de España y de los países europeos y latinoamericanos, pero también para los organismos internacionales como la Fundación Rockefeller, la Sociedad de Naciones, la OMS y la Organización Panamericana de la Salud (OPS). Será igualmente un instrumento didáctico apropiado para su utilización en la docencia de la historia de la medicina, particularmente de la historia de la salud pública, de la historia de las enfermedades, de la historia de las profesiones sanitarias, de la historia de la salud internacional y de las organizaciones sanitarias internacionales en los estudios de grado y postgrado. Esta monografía puede interesar asimismo a quienes participan en iniciativas de cooperación científica y a la ciudadanía deseosa de saber más sobre políticas científicas y sanitarias.

Esta obra no habría sido posible sin todas las personas que han colaborado en la elaboración de los distintos capítulos, al personal de los diferentes archivos y bibliotecas consultados, sin la financiación proporcionada por la Agencia Española de Investigación (AEI), el Ministerio de Ciencia, Innovación y Universidades y los Fondos FEDER (ref. PID2019-108813GB-I00) que ha contribuido a sufragar los gastos de las investigaciones que han posibilitado la elaboración de los capítulos cuatro, seis y ocho y esta publicación, y sin el interés y apoyo de la editorial Los Libros de la Catarata.

BIBLIOGRAFÍA

ANDÚJAR, Inés; CAÑIBANO, Carolina y FERNÁNDEZ-ZUBIETA, Ana (2015): "International Stays Abroad, Collaborations and the Return of Spanish Researchers", *Science, Technology and Society*, vol. 20, nº 3, pp. 322-348, https://lc.cx/9KInQv.

ARRIZABALAGA, Jon (2010): "Spanish Medical Students' *peregrinatio* to Italian Universities in the Renaissance", en O. P. Grell, A. Cunningham y J. Arrizabalaga (eds.), *Centres of Medical Excellence? Medical Travel and Education in Europe, 1500-1789*, Farnham-Burlington, Ashgate, pp. 93-126.

BALLESTER, Rosa (2016): *España y la Organización Mundial de la Salud en el contexto de la historia de la salud pública internacional (1948-1975)*, Valencia, Real Academia de Medicina de la Comunidad Valenciana.

BARONA, Josep Lluís (2015): *The Rockefeller Foundation, Public Health and International Diplomacy, 1920–1945*, Nueva York, Routledge.

— (2021): "The Rockefeller Foundation and the League of Nations: Public Health in Europe (1920-1945)", *Historia, debates e tendencias*, vol. 21, nº 3, pp. 34-53.

BOROWY, Iris (2009): *Coming to terms with world health: the League of Nations Health Organisation 1921-1946*, Fráncfort, Peter Lang.

CUNNINGHAM, Andrew (2010): "The Bartholins, the Platters and Laurentius Gryllus: the *peregrinatio medica* in the Sixteenth and Seventeenth Centuries", en O. P. Grell, A. Cunningham y J. Arrizabalaga (eds.), *Centres of Medical Excellence? Medical Travel and Education in Europe, 1500-1789*, Farnham-Burlington, Ashgate, pp. 3-16.

DELGADO GÓMEZ-ESCALONILLA, Lorenzo (2007): "Dimensión internacional del CSIC", en M. Á. Puig-Samper Mulero (ed.), *Tiempos de investigación. JAE-CSIC, cien años de ciencia en España*, Madrid, CSIC, pp. 269-278.

GARCÍA BELMAR, Antonio y BERTOMEU SÁNCHEZ, José Ramón (2001): "Viajes a Francia para el estudio de la química, 1770-1833", *Asclepio*, vol. 53, nº 1, pp. 95-139.

GAVROGLU, Kostas *et al.* (2008): "Science and Technology in the European Periphery: some historiographical reflections", *History of Science*, vol. 46, nº 2, pp. 153-175.

GRELL, Ole Peter; CUNNINGHAM, Andrew y ARRIZABALAGA, Jon (eds.) (2010): *Centres of Medical Excellence? Medical Travel and Education in Europe, 1500-1789*, Farnham-Burlington, Ashgate.

KRIGE, John (ed.) (2019): *How Knowledge Moves: Writing the Transnational History of Science and Technology*, Chicago y Londres, University of Chicago Press.

PUIG-SAMPER MULERO, Miguel Ángel (ed.) (2007): *Tiempos de investigación. JAE-CSIC, cien años de ciencia en España*, Madrid, CSIC.

PYENSON, Lewis (2006): "Centre and periphery revisited. The structures of European science, 1750-1914 [book review]", *The British Journal for the History of Science*, vol. 29, pp. 122-123.

RIDDER-SYMOENS, Hide de (2010): "The Mobility of Medical Students from the Fifteenth to the Eighteenth Centuries: The Institutional Context", en O. P. Grell, A. Cunningham y J. Arrizabalaga (eds.), *Centres of Medical Excellence? Medical Travel and Education in Europe, 1500-1789*, Farnham-Burlington, Ashgate, pp. 47-89.

SÁNCHEZ RON, José Manuel (coord.) (1988): *1907-1987. La Junta para Ampliación de Estudios e Investigaciones Científicas 80 años después*, 2 volúmenes, Madrid, CSIC.

— (2021): *El Consejo Superior de Investigaciones Científicas*, Madrid, CSIC.

SÁNCHEZ RON, José Manuel y GARCÍA VELASCO, José (eds.) (2010): *La Junta para Ampliación de Estudios e Investigaciones Científicas en su centenario*, 2 volúmenes, Madrid, Fundación Francisco Giner de los Ríos (Institución Libre de Enseñanza), Publicaciones de la Residencia de Estudiantes.

VELASCO MORGADO, Raúl (2016): *Embriología en la periferia. Las ciencias del desarrollo en la España de la II República y el franquismo*, Madrid, CSIC.

VERNET GINÉS, Juan (1975): *Historia de la ciencia española*, Valencia, Instituto de España, Cátedra de Alfonso X El Sabio.

CAPÍTULO 1

EL PAPEL DESEMPEÑADO POR JUAN VILANOVA Y PIERA (1821-1893) EN LA CIRCULACIÓN DEL CONOCIMIENTO MÉDICO INTERNACIONAL EN EL SIGLO XIX (1870-1890)

MARIANO AYARZAGÜENA SANZ

1. INTRODUCCIÓN

La figura científica de Juan Vilanova y Piera destacó en muchos campos del conocimiento como la medicina, la geología, la paleontología, la prehistoria o la antropología, que hoy son independientes, pero que en el siglo XIX estaban fuertemente interconectados. Además, como veremos en este trabajo, Vilanova destacó como difusor de cada uno de estos campos, acudiendo a congresos internacionales y trayendo a nuestro país las nuevas corrientes y metodologías, cuando muy pocos eran los que lo hacían, y menos con el rigor e intensidad de Juan Vilanova. Y este va a ser el principal objetivo de este trabajo: mostrar el papel desempeñado por Juan Vilanova en la circulación del conocimiento desde Europa a España, así como desde España a Europa.

La circulación del conocimiento durante la Edad Moderna, sobre todo en sus inicios, fue realmente pobre en los territorios que hoy conforman el Estado español. Si bien en la Baja Edad Media las universidades tuvieron una vida intelectual boyante, el surgimiento de la Reforma protestante motivó que, como reacción, se fuera cerrando progresivamente dicha expansión hasta la prohibición por decreto de Felipe II de salir fuera de los territorios de sus reinos, así como de la llegada de extranjeros a sus posesiones. Efectivamente, si bien el interés por el desarrollo de los asuntos científicos y técnicos mostrado por Felipe II fue muy grande, y como muestra de ello, el centro creado en El Escorial, por ejemplo, para darnos una idea de la importancia que concedía a estos temas, el miedo a la llegada de las ideas protestantes y, por ende, su adhesión a la Contrarreforma, marcaron los reinados de los Austrias.

Fue con la llegada de los Borbones en el siglo XVIII y con el advenimiento de la Ilustración cuando cambiaron las cosas. Felipe V creó por decreto becas para estudiar en el extranjero, al tiempo que se contrataban profesores foráneos para impartir clases en sus reinos. Y especialmente con el rey ilustrado Carlos III se potenciará esta línea iniciada con Felipe V, cuando la circulación de conocimiento permitió la llegada de nuevas corrientes de pensamiento.

Como afirman García Belmar y Bertomeu Sánchez (2001: 100), en el siglo XVIII y principios del XIX los contactos personales y los viajes científicos sirvieron como un importante canal de transmisión del conocimiento en los distintos países europeos, lo que sin duda es aplicable no solo a la incipiente ciencia química de esos momentos, aspecto del que tratan dichos autores, sino también para el conocimiento médico. Un ejemplo de ello fueron las estancias de médicos pensionados de la talla de Antonio Gimbernat (1734-1816) o Mateu Orfila (1787-1853), cuyo interés no se centraba solo en la medicina, sino que junto a ella se encontraba la química y las ciencias naturales, disciplinas todas ellas entonces no muy alejadas.

Y esta interconexión entre la medicina, la química y las ciencias naturales perduraba en el último tercio del siglo XIX. Ese será, por ejemplo, el caso de Antonio Machado y Ruiz (1815-1896), abuelo de los poetas Antonio (1875-1939) y Manuel Machado (1874-1947). Antonio Machado se licenciará en Medicina y Cirugía tras un curso en Matemáticas; posteriormente, hará un curso de Química y practicará la medicina en Cuba, El Salvador y Guatemala. Y será en este último país donde se interesará por la geología y la arqueología. Tras su regreso a su casa natal en Cádiz, marchará a la Sorbona para estudiar Geología y Toxicología en las cátedras de Constant Prévost (1787-1856) y Orfila. Mientras estaba en París, realizó viajes a Alemania y Bélgica. A su regreso a Sevilla, Machado se convertirá en uno de los más eminentes naturalistas españoles y en el principal adalid del evolucionismo en España.

2. JUAN VILANOVA Y PIERA, ALGUNOS APUNTES SOBRE SU FORMACIÓN

En el contexto antes mencionado podemos colocar a la figura del valenciano Juan Vilanova y Piera. Estudió Medicina y Ciencias Naturales en la Universidad de Valencia. El inicio de sus estudios de Ciencias Naturales hay que relacionarlo con el cambio de plan de estudios de 1845, conocido como plan Pidal, obra de Antonio Gil de Zárate (1793-1861), y de las ya mencionadas intensas concomitancias entonces existentes entre los campos de la medicina y de las ciencias naturales. Al respecto, dice el propio Vilanova (1877: 119):

> Iniciado ya en los encantos del estudio de la Naturaleza, la reforma de la instrucción pública de 1845 hizo cambiar por completo el rumbo de mis aspiraciones, dedicándome con especialidad y ahínco al cultivo de un ramo nuevo de trascendencia suma, aunque sin prescindir jamás de las estrechas relaciones de la Medicina con las Ciencias Naturales que forman en cierto modo parte de su organismo; antes, por el contrario , persuadiéndome cada vez más de esta verdad por experiencia propia y por lo que he tenido ocasión de ver en países más afortunados que el nuestro, y fortaleciéndome en mi ánimo esta opinión, hasta el punto de considerar como un deber sagrado de buen patricio y de amante de estas diversas ramas del frondoso árbol del saber, al aprovechar cuantas ocasiones me depare la caprichosa fortuna o encuentre mi decidida voluntad y profundo convencimiento, para encarecer la necesidad imperiosa de su eficaz cultivo, si realmente se desea obtener frutos sazonados en el ejercicio de la profesión médica.

Tras ganar la cátedra de Historia Natural de la Universidad de Oviedo en 1849, y antes de tomar posesión de esta, le conceden una beca para completar estudios en el extranjero por un tiempo aproximado de dos años en París y Friburgo, y que prolongó otros dos años más, realizando desde la capital francesa viajes a distintos centros científicos europeos. Mientras, su entonces amigo y mentor Mariano de la Paz Graells (1809-1898) le preparó la cátedra de Geología y Paleontología de la Universidad Central en Madrid de nueva creación y así, a su regreso, lo hizo ya como catedrático de Geología y Paleontología de esa universidad.

A su vuelta a España en 1853 fue nombrado miembro de muchas sociedades científicas extranjeras, pero merece destacarse para esta ponencia el hecho de que fuera nombrado socio correspondiente de la Academia de Medicina de Valencia (el 2 de agosto de 1858) y, en 1861, de número de la Real Academia Nacional de Medicina de Madrid. Las circunstancias para que se le nombrara académico de número de esta última institución fueron las siguientes: la Real Academia Nacional de Medicina estaba en proceso de transformación y necesitaba más académicos para ser impulsada. En la sesión ordinaria de 3 de mayo de 1861 se decidió completar el número de académicos para adaptarlo al nuevo reglamento de la Academia y en la sesión extraordinaria del 10 de mayo de 1861 se eligieron 15 académicos, entre ellos a Juan Vilanova. Tras ello, Vilanova se integró en la sección 4ª de la Academia, denominada "De Higiene Pública" y se le insertó en la "Comisión de aguas y baños minerales". En la presentación de Vilanova como candidato se valoró su licenciatura en Medicina, el hecho de ser catedrático de la Universidad Central, su publicación *Manual de geología* (Vilanova, 1860) y la importancia que en medicina se otorgaba en esos momentos a las aguas minerales, por lo que resultaba muy útil incorporar a un médico que a su vez fuera geólogo, circunstancias ambas que concurrían en Vilanova.

Vilanova mostró una actitud muy activa en esa academia, tanto por su asistencia regular a las reuniones como en los debates científicos. Así, por ejemplo, el 30 de mayo de 1876 presentó a la Real Academia Nacional de Medicina a discusión el tema "Origen de la materia orgánica de las aguas minero-termales". Y el 6 de abril el doctor Manuel Ruiz de Salazar exponía al respecto que la acción medicinal de las aguas balneoterápicas radica exclusivamente en su carácter mineral, lo que contradijo Vilanova, dando lugar a un interesante debate[1].

3. JUAN VILANOVA Y PIERA Y SU ASISTENCIA A LOS CONGRESOS INTERNACIONALES

Vilanova estaba muy concienciado de la necesidad de participar en congresos internacionales con el fin de romper el aislamiento científico en el que se encontraba la España del siglo XIX. Por otro lado, era un científico con un profundo compromiso divulgador y así, no contentándose con su cátedra en la universidad, en el Ateneo de Madrid tuvo su segunda cátedra y, por medio de la prensa, fundamentalmente en el periódico valenciano *Las Provincias* (Martínez Gil, 1994: 33), conseguía comunicarse con el gran público.

Tras su regreso a España en 1853 de su estancia en el extranjero, no volverá a salir del país hasta 1867 para asistir a la Exposición Universal de la Ciencia, del Arte y de la Industria de París de ese año. Debemos señalar que, previamente, en la Exposición Universal que tuvo lugar en París en 1855, solo asistió un español, Casiano de Prado (1797-1866), y fue a título personal. Este, en su publicación subsecuente (Prado, 1856), se quejaba del escaso interés de los científicos españoles por las corrientes intelectuales que había fuera de nuestras fronteras, lamentándose del tremendo retraso científico, cultural e industrial que mostraba España con respecto a la mayoría de los países europeos.

Pues bien, Casiano de Prado moría en 1866 y en muchos aspectos se puede considerar a Vilanova como su continuador, y uno de esos aspectos fue la asistencia a reuniones internacionales y sus amplias relaciones con los científicos europeos. Así, en 1867, como ya mencionamos, salía al extranjero, donde participó en este caso en el Congreso Internacional de Antropología y Arqueología

1. Este debate científico entre los que consideraban exclusivamente el carácter mineralógico (valórese que el establecimiento de la química tenía apenas un siglo de existencia) y el biológico será estudiado próximamente.

Prehistóricas que tenía lugar con motivo de dicha exposición internacional. Sin embargo, había muchas diferencias entre ambos científicos, la más importante radicaba en que mientras que Casiano de Prado cuidaba mucho sus relaciones con los científicos extranjeros procurando halagarlos, Vilanova entraba frecuentemente a la confrontación, incluyendo en ella no solo aspectos científicos, sino también personales e ideológicos, solo tenemos que recordar el asunto del reconocimiento de las pinturas prehistóricas de Altamira (Ayarzagüena, 2006)[2].

En cualquier caso, entre 1867 y 1891 Vilanova será el científico español que más intervenga en congresos extranjeros, para lo cual solía ir comisionado. Divulgador de los eventos internacionales, era asiduo a dichos acontecimientos científicos (Pelayo y Gozalo, 2012: 55). Frecuentemente, aprovechaba sus salidas para intervenir en varios congresos en un solo viaje, marchando de un país a otro, de tal forma que una vez que salía intervenía en congresos de naturaleza médica, geológica, prehistórica, antropológica, geográfica, etc. Un ejemplo de todo ello nos lo explica el propio Vilanova (1889a):

> En la expedición veraniega de 1885 a más de asistir a los Congresos médicos de Amberes y Perusa, al meteorológico de Florencia y al geológico internacional celebrado en Berlín, de todas cuyas deliberaciones, así como de los acuerdos tomados, todos ellos importantes, y en especial los que se refieren a la salud pública y privada, di cuenta en un libro que se publicó en 1887; a más de esto, digo, tuve la fortuna de concurrir a la reunión más extraordinaria que promovió la Sociedad Geológica Italiana que me cabe la honra de formar parte como socio fundador, asamblea que aquel año celebróse en la ciudad de Arezzo.

2. En el caso de las pinturas rupestres de Altamira y su correcta catalogación como prehistóricas que hizo Vilanova, el sabio valenciano fue atacado por la mayoría de los evolucionistas, tanto extranjeros como españoles, pues entendían que Vilanova, creacionista, les quería introducir una falsificación. Pero tampoco los creacionistas lo podían admitir, pues reconocer su antigüedad suponía aceptar un antepasado mucho más antiguo de lo que creían para la humanidad. Así pues, se enfrentó a la práctica totalidad de los prehistoriadores e historiadores contemporáneos.

Por otra parte, esta frenética actividad de Vilanova se contraponía a la dinámica predominante de los científicos españoles de esos momentos, de lo que se quejaba amargamente el médico valenciano (Vilanova, 1884: 2):

> Harto dolorosa y sensible es la escasa concurrencia de científicos españoles a los grandes centros de enseñanza teórico-práctica que bajo la denominación de Congresos se celebran todos los años allende los Pirineos [...], de ver si se logra poner remedio a lo que considero, y en puridad es un grave mal.

Sin embargo, en su inscripción a los congresos no se limitaba a su asistencia, sino que tomaba parte activa en ellos y luego trasladaba a España noticias de las nuevas corrientes científicas que circulaban por Europa y publicaba sus resultados, como se expone más arriba. Al mismo tiempo, planteaba una exigencia moral muy fuerte para los comisionados y a la Administración misma en lo tocante a la asistencia a los congresos, elevando una serie de puntos al Ministerio de Fomento, los cuales, en su opinión, se deberían cumplir cuando se fuera comisionado (Vilanova, 1884: 2-5):

> 1ª Consignar en el presupuesto 25 o 30.000 pesetas y mejor duros, anuales, para este nuevo servicio; cantidad nada exorbitante, por cierto, e inferior sin duda a lo que se gasta en hacer ensayos de nuevos cañones o fusiles, o en cambiar cualquier prenda del soldado, porque al ministro o director se le antoje creer que estará más bonito de otro modo.
> 2ª Por el Ministerio de Fomento publicar todos los años en la *Gaceta* la relación circunstanciada y exacta de los Congresos y reuniones científicas que hayan de celebrase durante el verano y otoño en Europa, con arreglo a los datos suministrados por nuestros Embajadores y Cónsules, con indicación de las materias sobre que han de versar las discusiones, y los puntos donde hayan de celebrarse.
> 3ª El propio centro dirigiría con este motivo una excitación a todos los que deseen concurrir a dichas reuniones, facilitándoles

la licencia para viajar por el extranjero, si tuviesen carácter oficial, y aun obteniendo de las empresas de ferrocarriles alguna reducción de precio de transporte hasta la frontera, a semejanza de lo que se hace en otras naciones.

4ª Si el Congreso se relacionara con ciencias de observación, los que asistiesen deberían llevar los objetos del país que se propongan dar a conocer en el extranjero, con el plausible propósito de que se sepa no solo que los poseemos, sino también que los estudiamos, apreciando su verdadera significación.

5ª y última. Si terminado el Congreso el que concurrió a él trajera ejemplares de verdadera importancia para aumentar las colecciones de nuestros establecimientos públicos, y redactara además una Memoria descriptiva de todo lo que ha visto, discurriendo de paso acerca de aquello que pueda ser verdaderamente útil a la patria el Gobierno, previo informe de alguna corporación científica, no solo abonaría los gastos de viaje, sino que quedaba obligado a recompensar, pecuniariamente o con alguna distinción honorífica, a los que tal servicio hubiesen prestado.

Estos cinco puntos aclaran bien el pensamiento de Vilanova y hay que admitir que él mismo siempre elaboró las memorias correspondientes, por lo que es fácil conocer a cuáles congresos asistió y en qué forma participó. Además de que, en algún caso, ejerció de reportero del congreso, enviando puntuales reseñas a los lectores, razón por la que se le podría considerar un pionero en la difusión y divulgación científica, tal fue, por ejemplo, el caso de su participación en el IX Congreso Internacional de Antropología y Arqueología Prehistóricas que tuvo lugar en Lisboa en 1880, y del que enviaba cartas diligentemente al periódico valenciano *Las Provincias*.

4. CONGRESOS INTERNACIONALES MÉDICOS A LOS QUE JUAN VILANOVA Y PIERA ASISTIÓ

La participación de Vilanova en congresos específicamente médicos tendría lugar, sobre todo, a partir de 1885. Ciñéndonos exclusivamente a lo que supusieron las participaciones en congresos y reuniones científicas relacionadas con aspectos médicos, podemos exponer los siguientes.

En primer lugar, tenemos los congresos de Amberes y Perusa (Vilanova, 1887). Vilanova asistió durante el verano de 1885 a la asamblea de la Sociedad Real Médica belga en Amberes como delegado oficial español, congreso en el que se trató sobre todo de higiene, tanto pública como privada. Allí intervino Vilanova tratando sobre la invasión del cólera en España, su tratamiento, así como de otras enfermedades infecciosas. Vilanova estaba muy motivado por esta enfermedad pues había perdido una hija en 1869 debido a esta misma afección (Vilanova, 1869), a lo que hay que sumar el importante problema que representó la pandemia de cólera que invadía Europa en esos momentos. Las conclusiones a las que se llegó en el congreso fueron:

- Desterrar la práctica de cuarentena y cordones terrestres por ineficaces.
- Dar la preferencia a la estufa seca para la desinfección.
- Recomendar a todos los Gobiernos de Europa la más exquisita vigilancia en las vías por donde llega la enfermedad.
- Adoptar la mayor severidad en las cuarentenas tanto marítimas como fluviales.

En el congreso de Perusa se trató también con especial énfasis la pandemia de cólera, si bien en este caso se abordaron igualmente otras enfermedades, la patología general y se le otorgó un puesto relevante a la psiquiatría.

En el verano del año siguiente, en 1886, acudió a diferentes congresos en Suiza. En lo referente a los congresos de temática médica (Vilanova, 1890: 160-165), participó en la sesión común de la Sección Médica de la Sociedad Helvética y de la Sociedad Médica de la Suiza latina. Ese mismo año presidió la Sección de Higiene de la Real Academia Nacional de Medicina y en octubre asistió a la Asamblea Internacional de Higiene y Balneoterapia de Biarritz.

En 1887, Vilanova participó en el Congreso Internacional de Higiene que se celebró en Viena (Vilanova, 1889b), que era el sexto de los celebrados en Europa sobre higiene. La publicación que recogía el resultado de dicho congreso la inició volviendo a lo que se había tratado en el congreso de Perusa, porque consideraba que en la publicación anterior no había tratado la temática con la profundidad y en la forma que a él le habría gustado. En ese congreso, Vilanova contó que se había tratado un tema de suma importancia, como era el de "la competencia científico-jurídica del médico en la Administración sanitaria".

También dio cuenta del acuerdo de gran valor que se había adoptado en Alemania para crear un centro sanitario en el Estado, en el que se trataría la higiene bajo los siguientes principios:

> 1º Que siendo evidente y estando demostrado por la experiencia que es más fácil e importante impedir el desarrollo de las enfermedades que curarlas una vez desarrolladas, resulta que la higiene privada y pública adquiere hoy una importancia cual no la tuvo nunca.
> 2º Que a cuidar de la salud pública deben contribuir todos los médicos, pero esto exige también la cooperación de las autoridades generales y locales.
> 3º Que deben organizarse en los pueblos y distritos rurales Comisiones, en cierto modo autónomas e independientes, encargadas del cuidado de la salud pública, bajo la dirección de Centros gubernativos superiores.
> 4º Que importa sobremanera organizar una sección de Sanidad en el supremo centro administrativo, compuesta de médicos y técnicos (químicos, arquitectos, ingenieros), encargada de formar la estadística médica, de la publicación de informes anuales acerca del estado de la salud y de todo lo referente a la higiene pública, de proponer y preparar leyes y ordenanzas sanitarias, de vigilar y dirigir la ejecución de las leyes de policía sanitaria, de proveer a la educación, a los exámenes y colocación de los empleados sanitarios.
> 5º Que debe promoverse la enseñanza de la higiene en las escuelas.

Como se ve, buenos elementos para elaborar una ley. Vilanova planteaba que había también una memoria española previa de

Luis Planelles, jefe de Negociado de la Dirección de Beneficencia y Sanidad, que la había elaborado en 1883, y que cuya ley correspondiente se encontraba aún pendiente de aprobación en el Congreso de los Diputados[3].

Centrándose ya en el congreso, incluyó una puesta al día no solo sobre lo que se había tratado en él, sino también sobre el resultado de las investigaciones llevadas a cabo en busca de los diferentes gérmenes patógenos, como los del tifus, y sobre cómo encontrarlos en las muestras utilizando métodos novedosos.

El año de 1891 fue el último en el que acudió a congresos, pues al año siguiente se le declararía la cardiopatía que acabaría con su vida en 1893. Sin embargo, durante 1891, Vilanova participó en congresos que trataban de higiene y demografía (en Inglaterra), geología (en Alemania), freniatría (en Italia), geología (en Francia) e higiene (en Austria). Según comentó, el congreso de Londres había sido el más prolífico en asistencia, pues había superado los 3.000 participantes, pero que no había sido el más fecundo, precisamente, por el excesivo número de asistentes.

Con la muerte de Vilanova en 1893 desapareció una figura que dejó un vacío en muchas de las disciplinas en las que participó. También se perdió a un investigador que había removido y activado el mundo científico. Lucas Mallada (1897: 43-44) afirmaba poco después de su muerte:

> Tenía Vilanova, como sabéis, todas las condiciones de un apóstol de la ciencia, aquel celo, aquel afán incansable de escudriñar rincones de los estudios de su predilección; aquel apego a investigar con multiplicadas rápidas excursiones cuantas novedades pequeñas o grandes llegase a sus oídos; aquella predicación incesante, a veces bulliciosa, de sus doctrinas; aquella codiciosa pasión por revisar cuantos ejemplares u objetos le sirvieran para adornar sus conocimientos, para publicar sus invenciones, para ilustrar o deleitar a sus oyentes. Laboriosa y fructífera fue la

3. Como recordó en su redacción, incluía algunos de los postulados que luego fueron característicos de la denominada generación de 98 española, consistentes en que no solo había que europeizar España, sino también españolizar Europa.

vida de tan insigne maestro, y, al arrebatarlo de nuestro lado, dejó la muerte un vacío que ni se ha llenado hasta la fecha, ni se ven señales de que las vaya a llenar en nuestro tiempo.

5. CONCLUSIONES

Vilanova va a ser uno de los más importantes dinamizadores científicos de las últimas décadas del siglo XIX. Infatigable participante de congresos internacionales en una gran cantidad de áreas de conocimiento diferentes, las cuales entendía como un conjunto. Cuando acudía a los congresos internacionales, que solían ser en verano o principios de otoño, acostumbraba a conectar varios de ellos de tal manera que iba de un país a otro, siendo muchas veces de temática muy diferente.

En dichos congresos participaba activamente discutiendo las propuestas que se hacían. Con posterioridad, sus trabajos eran recogidos en las actas de dichas reuniones científicas y, además, elaboraba y publicaba las memorias en las que daba cuenta de todos los avances y discusiones que Vilanova consideraba que habían sido relevantes. Más tarde, el médico valenciano difundía los contenidos de los congresos a los que había asistido en los foros científicos más destacados del país, tales como la Real Academia Nacional de Medicina, el Ateneo de Madrid, la Real Academia de la Historia, la Real Academia de Ciencias Exactas, Físicas y Naturales... Y en las revistas de carácter especializado (*Boletín-Revista de la Universidad de Madrid*, *Revista de Antropología*, *Anales de la Sociedad Española de Historia Natural*, *Revista de Sanidad Militar y General de Ciencias Médicas*, *El Restaurador Farmacéutico*, *El Siglo Médico*, *Boletín de la Sociedad Geográfica de Madrid*...), así como en periódicos y revistas de carácter general (*Las Provincias*, *Revista Europea*, *Revista Contemporánea*, *Novedades*, *Revista España*, *Revista de Valencia*, *La Ilustración Española y Americana*...).

Por todo lo dicho anteriormente entendemos que, si se trata de la circulación científica en el siglo XIX en España, hablar de la figura de Juan Vilanova y Piera resulta imprescindible.

BIBLIOGRAFÍA

AYARZAGÜENA SANZ, Mariano (2002): "Juan Vilanova y Piera", en J. Panera y S. Rubio, *Bifaces y elefantes. La investigación del paleolítico en Madrid: 1 (Zona Arqueológica)*, Madrid, Comunidad de Madrid. Publicaciones Oficiales, pp. 56-78.

— (2006): "Altamira en el Congreso Internacional de Antropología y Arqueología Prehistóricas de Lisboa de 1880", *Zona Arqueológica*, nº 7, pp. 41-46.

GARCÍA BELMAR, Antonio y BERTOMEU SÁNCHEZ, José Ramón (2001): "Viajes a Francia para el estudio de la química, 1770 y 1833", *Asclepio*, vol. 53, nº 1, pp. 95-139.

MALLADA Y PUEYO, Lucas (1897): *Discursos leídos ante la Real Academia de Ciencias Exactas, Físicas y Naturales en la recepción pública del Sr. D. ___ el día 29 de junio de 1897. Contestación del Excmo. Sr. D. Daniel de Cortázar*, Madrid, Imprenta y Librería de don Eusebio Aguado.

MARTÍNEZ GIL, Francisco Javier (1994): "Don Juan Vilanova y Piera. Su persona y su obra hidrogeológica", *Revista de la Real Academia de Ciencias Exactas, Físicas y Naturales de Madrid*, vol. 88, nº 1, pp. 19-46.

PELAYO, Francisco y GOZALO, Rodolfo (2012): *Juan Vilanova y Piera (1821-1893), la obra de un naturalista y prehistoriador valenciano*, Valencia, Diputación de Valencia.

PRADO Y VALLO, Casiano de (1856): *La Exposición Universal de París*, Madrid, Imprenta y librería de don Eusebio Aguado.

SÁNCHEZ RON, José Manuel (1993): "Felipe II y la ciencia moderna del siglo XVI", en F. J. Campos y Fernández de Sevilla (coord.), *La ciencia en el Monasterio del Escorial. Vol. 1*, Madrid, Real Centro Universitario Escorial-María Cristina, pp. 39-72.

VILANOVA Y PIERA, Juan (1860): *Manual de geología aplicada a la agricultura y a las artes industrials*, 2 volúmenes, Madrid, Editorial Carlos Bailly-Bailliere.

— (1869): "Edad prehistórica de la Escandinavia. Discurso pronunciado en la sesión de la Academia de Medicina de 18 de noviembre de 1869", *El Siglo Médico*, vol. 833, nº 16, pp. 795-798.

— (1877): *Pretendida libertad de enseñanza y la organización de los estudios*, discurso inaugural de las sesiones del año 1877 de la Real Academia de Medicina de Madrid, Memorias de la Real Academia de Medicina de Madrid (1875-1877).

— (1884): *Los congresos científicos de Chalons, Berna, París, Lisboa y Argel*, Madrid, Imprenta del Colegio Nacional de Sordo-Mudos y Ciegos.

— (1887): *Congresos médicos de Amberes y Perusa. Congresos científicos de 1885*, Madrid, Establecimiento tipográfico de "La Publicidad".

— (1889a): "Lámpara etrusca de Cortona", *La Ilustración Española y Americana*, año XXIII, vol. XLV, nº XLVII, pp. 386-387.

— (1889b): *Congreso Internacional de Higiene y Demografía celebrado en Viena en 1887*, Madrid, Manuel Minuesa de los Ríos.

— (1890): *Ginebra y Nancy. Congresos celebrados en 1886*, Madrid, Imprenta del Colegio Nacional de Sordo-Mudos y Ciegos.

— (1892): *Congresos científicos de 1891*, Madrid, Imprenta de Ricardo Rojas.

CAPÍTULO 2

LAS ACADEMIAS DE MEDICINA COMO ESPACIOS DE CIRCULACIÓN INTERNACIONAL DE SABERES Y PRÁCTICAS CIENTÍFICAS. EL MODELO DE LA REAL ACADEMIA DE MEDICINA Y CIRUGÍA DE VALENCIA (1880-1930)

ROSA BALLESTER

1. LAS ACADEMIAS DE MEDICINA ESPAÑOLAS Y SU HISTORIOGRAFÍA

El papel jugado por las academias de medicina, como una de las instituciones protagonistas en la dinámica de circulación y transferencia de saberes y prácticas científicas en la segunda mitad del siglo XIX y primeras décadas del XX, merece ser abordado por la escasez de trabajos que, sobre esta cuestión específica y desde una visión de conjunto, se han llevado a cabo en el Estado español, aunque sean, por otro lado, contribuciones estimables. Por el contrario, es necesario señalar la excelente tradición de estudios en torno a las academias ilustradas, sus orígenes, desarrollo y funciones, entre las que se encuentran las arriba señaladas (Peset Reig, 2003; García Doncel *et al.*, 2007). Como es bien sabido, los inicios de las reales academias se remontan al periodo ilustrado y, con toda probabilidad, los antecedentes más remotos hay que fijarlos en la creación en Sevilla, en 1697, de la Regia Sociedad de Medicina y otras Ciencias, primera institución médica española consagrada a la difusión de nuevas ideas médicas, cuyas ordenanzas iniciales aprobó Carlos III en 1700 y que logró la protección real de Felipe V en 1701.

Como suele ser usual en este tipo de estudios institucionales, en el caso del periodo que estudiamos, son frecuentes los acercamientos biográficos a sus principales figuras (Matilla Gómez, 1987). También cuentan con monografías específicas las academias de Granada (Gutiérrez Galdó, 2014), Valladolid (Corporales López, 2007), Murcia (Ferrándiz Araujo, 2014), Palma de Mallorca (Tomás Montserrat, 1981), Zaragoza (Zubiri Vidal, 1976), Cataluña (Corbella y Corbella, 1985) y Salamanca (Gutiérrez Rodilla, 2023), entre otras.

Desde el punto de vista historiográfico, y aunque la variabilidad de las características, contextos y trayectorias de las academias de medicina europeas que surgen en el siglo XIX, sobre la base de instituciones previas, es la norma, sí que encontramos elementos comunes en cuanto a su papel de intentar difundir sus aportaciones y los intercambios científicos entre instituciones similares. Un ejemplo significativo en el entorno europeo es el caso de la Royal Society of Medicine (1805), estudiada por Penelope Hunting (2002) y por trabajos posteriores orientados en torno a reconstruir las biografías de los académicos que a ella pertenecieron, sobre la base de unos magníficos y bien conservados fondos documentales (Ramachandran y Aronson, 2010).

En cuanto a las españolas, la Real Academia Nacional de Medicina cuenta con un excelente trabajo de uno de los maestros de la historia de la medicina española, Luis Sánchez Granjel (2006), quien, además, publicó una excelente síntesis sobre el conjunto de las reales academias de medicina españolas (Sánchez Granjel, 1981; Ballester Añón, 2023). Los trabajos en torno a los fondos documentales de las reales academias, de una gran riqueza en muchos casos, como sucede con la Real Academia Nacional o con la Academia Médica de Catalunya y Baleares, son una fuente excelente de información (Pardo Tomás y Martínez Vidal, 2007).

En lo concerniente a la Real Academia de Medicina valenciana, son varios los trabajos que se han ocupado de su evolución histórica (Medrano Heredia, 2012; Llombart Bosch, 2017; López Terrada, Pardo Tomás y Salavert Fabiani, 1988). Un estudio pionero se encuentra en los *Anales de la Universidad de Valencia*, cuyo autor es Vicente Peset y Cervera (1922), quien cita, además, un manuscrito anterior de Julio Magraner de 1877 (Magraner y Marinas,

1877). Un primer acercamiento en el contexto de los importantes trabajos llevados a cabo por López Piñero sobre la medicina valenciana es el que presentó en la Academia en 1962 (López Piñero, 1962). Sin duda, uno de los más amplios, con una muy valorable recogida de fuentes primarias y que abarca desde los inicios de la institución hasta 1914, es el estudio realizado en 1966 por Vicente Ripoll (Ripoll Primo, 1966), cuyo contenido ha sido citado en trabajos posteriores. Más recientemente, en 2002, y citando la obra de Ripoll como punto de partida, Rafael Benlloch Navarro es el autor de una monografía, también de referencia obligada, con una muy estimable aportación por el acopio sistemático de información con listados exhaustivos de académicos de todos los tipos a lo largo de la historia de la institución, relación de discursos de ingreso y apertura por fecha, autor y materias, y relación con otras academias (Benlloch Navarro, 2002).

2. LA REAL ACADEMIA DE MEDICINA Y CIRUGÍA DE VALENCIA. PRINCIPIOS PROGRAMÁTICOS. DE LA ENDOGAMIA A LA APERTURA A LAS NUEVAS CORRIENTES CIENTÍFICAS

Tras la reforma de los reales colegios de medicina y cirugía de España llevada a cabo en 1828, una real cédula de 28 de agosto de 1830 pretendía el restablecimiento de las instituciones ilustradas que, bajo diferentes nombres, supusieron la renovación de la medicina española a partir del siglo XVIII y se reconocía la existencia de academias médicas en distintas capitales. En el contexto de lo que López Piñero rotuló como "etapa intermedia" entre el hundimiento anterior y la recuperación del último cuarto del ochocientos, las condiciones políticas y socioeconómicas mejoraron y la desaparición del control absolutista permitió abrir un camino claramente positivo de crecimiento de publicaciones científicas, de regreso de científicos exilados y de asimilación de novedades europeas importantes. La aprobación en 1886, para todas las academias, de sus estatutos supuso un cambio cualitativo experimentando una profunda transformación positiva que se acentuó en las tres primeras décadas del siglo XX.

Cuando se crearon las academias de medicina en la década de los treinta del ochocientos en España, su objetivo estaba focalizado en "fomentar en mis dominios el estudio teórico y práctico de la ciencia de curar" (según se ponía en boca del rey) y se materializó en el *Reglamento general para el régimen literario e interior de las Reales Academias de Medicina y Cirugía del Reino* (31 de enero de 1831). Bajo el gobierno de una Real Junta Superior Gubernativa se reconocía la existencia de academias médicas, denominadas academias de distrito, en Madrid, Valladolid, Santiago, Sevilla, Cádiz, Granada, Valencia, Palma de Mallorca, Barcelona y Zaragoza, coincidentes con los correspondientes distritos militares, que aparecieron como un agente más de la centralización y el control que la autoridad gubernativa pretendía imponer. Años más tarde, en 1886 y por la Real Orden de 14 de mayo, se creó la de Santa Cruz de Tenerife, aunque ya en un contexto distinto. La centralización que comentamos queda bien reflejada en el hecho, simbólico pero significativo, de que el presidente nato de todas ellas era el ministro de Fomento (situación que continuó hasta 1876) y de que los académicos numerarios disfrutaban del Fuero de Criados de la Real Casa, lo que suponía una importante distinción, como se especifica en el capítulo tercero del Reglamento (Ripoll Primo, 1966). Los socios se ordenaban en tres clases: numerarios, agregados y correspondientes.

La persona que asumía la máxima responsabilidad presidía las juntas, pero quien convocaba las sesiones era el vicepresidente como delegado del presidente. En lo tocante al cargo de secretario, se contemplaban dos clases: por un lado, estaba el secretario de Gobierno y, en segundo término, el secretario de Correspondencias Extranjeras, un puesto para el que se requería ser académico numerario y además tener conocimiento de idiomas, porque era el encargado de recoger, ordenar, traducir al castellano, dar cuentas y archivar las memorias, noticias y trabajos que remitieran tanto las academias de otros países como las enviadas por académicos correspondientes que estuvieran fuera del país. Finalmente, otros puestos eran el de los "rectores", equivalente a los anteriores censores de las academias, sin cometido específico y el del bibliotecario-archivero.

Desde el punto de vista programático, las reales academias se plantearon cuál debería ser su papel en el contexto del progreso científico, sobre todo teniendo en cuenta que en el periodo objeto de estudio las universidades no estaban en las mejores condiciones para introducir las novedades que se estaban produciendo. De ese modo, Vicente Peset Cervera, uno de los presidentes y miembros activos de la Academia valenciana, comentaba:

> En efecto, necesitase de otro organismo distinto de la Universidad para lo no elemental, la alta ciencia resolvente de arduos problemas, como pide su historia y hacen los extranjeros, pues las Academias son árbitros supremos para contrastar los adelantos mundiales, crisol depurador de la verdad, argos para atisbar el avance, la propaganda científica y esclarecimiento de cuestiones; son por ley esencial indeclinable, un reflejo fidelísimo de la ciencia en sus más débiles vagidos como en los más potentes ecos y por ende en estos centros de cultura halla sereno albergue lo que aún se detiene receloso y tímido a las puertas de las Universidades; hasta la investigación científica que hacen en otros países, publicando en Boletines o Anales el fruto de sus trabajos y cuanto ofrece interés especulativo o de aplicación profesional (Peset Cervera, 1922: 359).

No fue fácil lograr un cierto grado de autonomía en sus inicios por parte de este cuerpo consultivo en el que las autoridades lo querían constreñir, y que pedía y necesitaba aires nuevos, como así se indica en una de las sesiones inaugurales:

> Y priva a cada Academia de iniciativa propia en asuntos y materias más trascendentales que muchos gustarían de tratar, pero científicamente, sin carácter oficial y sin la presión de un mandato, de circunstancias azarosas o de conflictos sociales que no son los que proporcionan mayor calma para estudiar con fruto y decir con independencia toda la verdad como es necesario. Hemos tratado cuestiones relacionadas con la salud pública y

> privada; hemos fijado nuestra atención en esos huracanes que llamamos epidemias, hemos discurrido sobre sus causas, su desarrollo; hemos consignado en memorias conservadas en este Archivo, el resultado de los distintos métodos, sistemas y procederes terapéuticos conocidos y empleados para combatirlas; hemos tomado acta de los progresos realizados en las distintas ramas del saber humano y todos los socios nos hemos convertido en tributarios de esta biblioteca que condensa materialmente tantos y tan útiles pensamientos (Ferrer y Julve, 1873).

La situación comenzó a cambiar en los sucesivos reglamentos, a partir del de 1874 y en las décadas posteriores, siendo el objetivo nuclear de las Academias:

> Ayudar al adelantamiento de las ciencias médicas, examinar doctrinas y novedades de importancia que se vayan presentado en el campo de la medicina, perfeccionar y difundir el estudio de las ciencias médicas, publicando los trabajos importantes y los experimentos útiles; fomentar el estudio y progreso de la ciencia otorgando premios cada año (Academia de Medicina y Cirugía de Valencia, 1874).

La cristalización en la práctica de estas declaraciones programáticas se va a analizar en algunos ejemplos que presentamos a continuación.

3. VISITAS Y VISITANTES: SABERES Y TÉCNICAS NOVEDOSAS, INTERCAMBIO DE EXPERIENCIAS EN TORNO A LAS ENFERMEDADES INFECCIOSAS Y LA HIGIENE COMO OBJETIVO

3.1. LA TUBERCULOSIS

A finales del siglo XIX y principios del XX, la tuberculosis era la enfermedad infecciosa crónica de mayor mortalidad. En Valencia representaba el 5% de la mortalidad general, con una incidencia más elevada de la forma pulmonar entre los 20 y los 40 años y de la forma meníngea en los menores de 14. La forma pulmonar de la tuberculosis fue la que originó una mayor morbimortalidad y hacia la que se orientó casi exclusivamente la lucha antituberculosa.

En 1890, Francisco Moliner Nicolás (1851-1915), catedrático de Patología y Clínica Médica de la Facultad de Medicina de Valencia (Molero Mesa, 1990), numerario de la Academia y uno de los principales introductores de la nueva microbiología médica en Valencia, viajó al Instituto de Fisiología de la Universidad de Berlín, comisionado por el Ayuntamiento de Valencia y enviado por la Academia, para estudiar la tuberculina y sus posibles aplicaciones en el Instituto dirigido por Robert Koch, el descubridor del bacilo en 1882. En 1891, Koch dio a conocer el contenido de la tuberculina obtenida: un extracto glicerinado de un cultivo puro de bacilos tuberculosos.

En 1899, Moliner fundó el Sanatorio Antituberculoso Porta Coeli (más tarde pasaría a denominarse Hospital Moliner como homenaje a su persona), según reflejan los excelentes estudios de María José Báguena (Báguena Cervellera, 1992), entre los que destacamos en este caso su discurso de entrada a la Real Academia de Medicina valenciana (*ibidem*, 1993):

> El primer sanatorio antituberculoso en España se abrió en el balneario de Busot, en Alicante, en 1897, de carácter privado. El primero de carácter popular fue el Porta Coeli en Valencia, debido a la iniciativa del catedrático de Patología Médica Francisco Moliner, preocupado por la falta de atención de los tuberculosos pobres, especialmente de los obreros de las fábricas y talleres. En 1898 comenzaron las obras en la antigua cartuja de Porta Coeli que acababa de arrendar, sufragadas por colectas que organizaban los estudiantes y una suscripción a céntimo diario de catorce mil obreros. Se inauguró al año siguiente y basaba su terapia en la acción combinada del aire puro, el sol, el reposo y una alimentación abundante, bajo una estricta

vigilancia médica. Al no conseguir Moliner que el sanatorio fuera subvencionado por el Estado, se presentó a las elecciones de diputado a Cortes por Valencia para defender la ley general protectora de los tísicos pobres. Ganó el escaño, pero sus propuestas fueron rechazadas.

Las actas de la Academia de Medicina y Cirugía de Valencia (1892) reflejan el resultado de estos viajes:

> La Academia, que había seguido paso a paso los trabajos realizados por Koch para tratar la tisis por medio de la linfa o tuberculina, no podía pasar sin estudio los ensayos que con este nuevo agente terapéutico iban a llevarse a cabo en Valencia en el Hospital Provincial para administrarlo allí a los enfermos tuberculosos. Dos comisiones: Moliner y Villanueva en el Hospital Municipal y Cantó y Gonsalves en el Provincial.

Pronto los ensayos mostraron que no era un remedio curativo, pero sí una prueba diagnóstica. No obstante, Koch mantuvo hasta el final de su vida la creencia en el valor curativo de la tuberculina e hizo varios intentos para mejorarla. Sin embargo, más tarde, Moliner tuvo que señalar el fracaso terapéutico de la tuberculina de Koch y su interés se desplazó hacia los problemas médico-sociales, señalando la importancia de la enfermedad en la clase trabajadora en el discurso que pronunció en la sesión inaugural de la Academia de 1894, titulado "Necesidad, utilidad e importancia de las granjas-sanatorios en el tratamiento de los tísicos pobres". En él, recogía experiencias desarrolladas por otros países europeos en relación con la creación y marcha de estas instituciones y, denunciando las carencias, terminaba su discurso con unas palabras muy claras (Moliner, 1894: 36): "Cuesta más socorrer mal al tísico pobre que socorrerlo bien; o en otros términos, es más barato curarle con arreglo a los nuevos principios de la ciencia que socorrerle y tratarle como ahora lo hace la beneficencia pública... ¿Consentirán los Estados de Europa para nuestro siglo esta vergüenza".

3.2. OTRAS PATOLOGÍAS INFECCIOSAS

Junto a la tuberculosis, otro foco de atención fue la difteria. José Pérez Fuster (1856-1933), director del Laboratorio Bacteriológico Municipal de Valencia en su discurso de ingreso en la Academia "La difteria en Valencia. Necesidad de crear un hospital para niños en esta ciudad", leído el 16 de octubre de 1921, señalaba lo siguiente (Pérez Fuster, 1921: 4-5):

> La bacteriología del microbio de la difteria la estudié cuando el Ayuntamiento de Valencia me envió al Instituto Pasteur en 1894 junto a Roux, Metchnikoff y Martin. Amplié mis estudios en los hospitales de Trousseau y en el Hospital des Enfants Malades de París, con Cadet de Gassicourt más con mis propias experiencias personales en Sagunto.

Francia y Alemania fueron las metas principales de estos académicos visitantes, lo que se corresponde perfectamente con el papel destacado de estos países en el entorno científico-médico en esos momentos. Otra figura destacada es la de Julio Magraner Marinas (1841-1905), que completó su formación científica, que había llevado a cabo en la Facultad de Medicina de Valencia, con sus desplazamientos en 1877 y 1880 a París, donde trabajó en los hospitales de La Charité, Lariboissière y Hôtel Dieu. Catedrático de Clínica Médica, ingresó en la Academia en 1876 y fue su secretario años más tarde. Fue uno de los pioneros y principales impulsores de la "medicina de laboratorio" en la Academia (López Piñero, Terrada Ferrandis, 2006: 129-132).

La relación de la Academia con sociedades científicas de diverso tipo fue otro de los aspectos a contemplar. Un ejemplo es el de Constantino Gómez Reig (1846-1931), catedrático de Higiene, del que hay que destacar que, aunque en las últimas décadas del ochocientos los estudios sobre medicina preventiva estaban inseparablemente unidos a la investigación de laboratorio, sobre todo la microbiología, entre académicos como Colvé, Peset y Cervera o Amalio Gimeno, en el caso de Gómez Reig, se mostró más abierto a la perspectiva social. Un ejemplo claro es el discurso inaugural de las actividades de la Academia que pronunció en 1887 bajo el título de "Carácter de la higiene contemporánea", donde afirmaba que la higiene era una disciplina situada "entre la ciencia del médico, del moralista y del sociólogo". Fue miembro activo de la Société Française d'Hygiène, donde había ingresado en 1879 como "miembro asociado extranjero", lo cual era importante, porque en aquellos momentos dicha sociedad tenía un marcado carácter de intercambio internacional entre sus socios. En su órgano de expresión, el *Journal d'Hygiène*, publicó un artículo sobre la irrigación de aguas en Valencia que, como estudiaron López Piñero y Navarro Pérez (1994), puede considerarse el punto de partida de la ponencia que presentó al IX Congreso Internacional de Higiene y Demografía en 1899 bajo el título de "Notas para el estudio de la salubridad en los terrenos irrigados por aguas de alcantarilla". Comparando la diferente mortalidad por enfermedades infecciosas entre los habitantes de barrios de la ciudad irrigados con aguas sucias, de mayor pobreza, "donde vive el proletariado con calles estrechas, malas habitaciones, aquellos en los que la miseria y el hacinamiento sientan sus reales", con los barrios más favorecidos, indicaba que los primeros "salen perjudicados en la distribución que hace la muerte" (Gómez Reig, 1990: 90).

4. OTROS CAMPOS DE INTERÉS: MEDICINA LEGAL Y CIRUGÍA

Un caso particular, por su autoridad moral y científica, fue el de Juan Bautista Peset Aleixandre (1886-1941) (Laín Entralgo, 1982), catedrático de Medicina Legal, rector de la Universidad de Valencia y una de las figuras clave en la vida y modernización de la Academia y de la sociedad valenciana, quien fue fusilado en 1941 en plena represión franquista[1]. En 1908, mediante una pensión de la

1. Ingresó como académico numerario el 3 de mayo de 1915 con el discurso "Nuevos fundamentos experimentales para la sueroterapia antimeningocócica", otra de las facetas de su incansable actividad en varios campos, como el que constituye el contenido de su disertación.

Junta para la Ampliación de Estudios e Investigaciones Científicas, completó sus estudios sobre análisis toxicológicos en Wiesbaden, en el laboratorio creado por el prestigioso Karl Jules Orgier, y en medicina forense, en Francia, con Alphonse Bertillon.

En el campo de la cirugía también la meca de los académicos valencianos fueron Francia y Alemania, como fue el caso de Salvador Cardenal (1832-1927), quien completó su formación quirúrgica con estancias en París y en varias universidades alemana, lo que le permitió la asimilación y puesta al día de las técnicas de antisepsia y asepsia. Junto a ello, también introdujo numerosos procedimientos operatorios, en especial de cirugía digestiva, modificando y mejorando algunas de las técnicas como la gastroenterostomía de Kocher. Otro ejemplo es el de Miguel Mas Soler (1847-1902), quien realizó diversas estancias en París junto a Lucas Championnière y en cuyo discurso de ingreso en la Academia, en 1892, trató de forma muy actualizada la técnica de la uretrectomía, así como la cura radical de las hernias estranguladas o las histerectomías, en las que destacó por su experiencia en intervenciones entonces consideradas innovadoras (López Piñero y Terrada Ferrandis, 2006: 133-144).

5. VISITAS INTERNACIONALES A INSTITUCIONES SANITARIAS Y DE EDUCACIÓN MÉDICA PARA CONOCER Y EXPLORAR MODELOS A SEGUIR

Otra de las finalidades de los viajes fue, por ejemplo, el caso de Fernando Rodríguez García-Fornos (1883-1951) —catedrático de Patología y Clínica Médicas en la Facultad de Medicina de Valencia, de la que fue decano y, más tarde, rector, director del Instituto Médico Valenciano y académico desde 1919—, quien, pensionado por la propia Universidad, en 1935 se desplazó a la Clínica Mayo de Estados Unidos para estudiar la organización de la enseñanza en dicho país de extraordinario interés y que marcaría algunas de las mejores nuevas pautas en la formación de los futuros médicos.

6. LA APROPIACIÓN Y EL DESARROLLO DE LAS TEORÍAS DARWINISTAS Y LA ACADEMIA

La publicación de *El origen de las especies*, de Charles Darwin, en 1859 fue el inicio de intensos debates en el ámbito internacional. En nuestro entorno y a través de los estudios de López Piñero y su escuela (López Piñero, 1989; Guillem Llobat, 2021) junto a especialistas en historiografía del darwinismo (Glick, 1982; Núñez, 1969), conocemos bien que la doctrina evolucionista tuvo en el último tercio del siglo XIX un destacado protagonismo entre los médicos y biólogos valencianos, sobre todo a partir de la Revolución de 1868, en un ambiente más propenso a la circulación de las nuevas ideas. Ello no quiere decir que no hubiera también detractores incluso entre los experimentalistas seguidores de la medicina de laboratorio, como el internista Crous y Caselles, pero la mayoría se decantaron por incorporar esta auténtica novedad científica; entre ellos, destacadas figuras como los académicos Amalio Gimeno, el farmacólogo Vicente Peset Cervera, el higienista Constantino Gómez Reig, el pediatra Ramón Gómez Ferrer y el ginecólogo Manuel Candela. Luis Simarro y Santiago Ramón y Cajal, las dos principales figuras de la histología, utilizaron las doctrinas evolucionistas como uno de los fundamentos de su trabajo. Pero sin duda, entre todos, sobresale la figura de Peregrín Casanova Ciurana (1849-1919), quien dedicó su actividad como catedrático de Anatomía y en sus publicaciones a la defensa de la morfología evolucionista y su aplicación a la anatomía humana.

Probablemente, Casanova recibió la influencia de Rafael Cisternas Fontserré (1818-1876), profesor de Historia Natural y académico, autor, en 1872, del discurso para la sesión inaugural de ese año con una disertación sobre "Naturaleza de los miasmas y su acción sobre la economía del hombre" y que enfocó sus investigaciones de acuerdo con el darwinismo, estudiando los peces pobladores de determinadas cuencas fluviales desde el punto de vista de su "lucha por la existencia". Otro claro defensor del evolucionismo fue el profesor de Patología Médica Joaquín Serrano Cañete

(1832-1892), presidente de la Academia (1887-1889 y 1891-1893) y miembro destacado del Instituto Médico valenciano.

Las nuevas doctrinas evolucionistas fueron el tema de su discurso en la sesión inaugural de la Academia para el inicio del curso de 1891 bajo el título "El antropomorfismo ante la ciencia contemporánea". Casanova había ingresado en esta corporación en 1875 y fue su presidente entre 1894 y 1896. De forma muy contundente, definía el antropomorfismo como "la aberración intelectual que consiste en revertir de la forma y facultades humanas a todos los objetos naturales, especie de proyección de los instintos, pasiones, deseos y fines humanos sobre el cuadro de la naturaleza". Y prosigue: "La inteligencia del hombre ha surgido del seno de la materia viviente confundida con las demás actividades de la misma y cruzado, como brillante aerolito, los dilatados confines de muchos siglos, llegando hoy a ser, por su grado, no por la especialidad de su naturaleza, el coronamiento del último peldaño de la Creación, la diadema de la noble figura humana" (Casanova Ciurana, 1881-1882).

Casanova estuvo pronto familiarizado con las obras de Darwin, Huxley y Spencer, pero, como anatomista, consideró que Ernst Haeckel estaba haciendo la principal aportación darwinista al terreno de la morfología a través, sobre todo, de la formulación de la "ley biogenética fundamental": la embriogenia es una recapitulación de la filogenia y la teoría de la "gastrea", la forma originaria común de todos los animales superiores. En 1876, un año más tarde de su ingreso en la Academia, Casanova escribió a Haeckel una carta en la que se presentaba como seguidor de sus ideas tras haber leído sus obras en versión francesa y le pedía que le recomendara un tratado de histología normal, en relación con las "teorías transformistas". Haeckel le contestó pronto y a partir de ahí se produjo una relación epistolar entre ellos que duraría nada menos que siete años. De acuerdo con lo expresado por su discípulo Manuel de Espinosa Ventura: "Peregrin Casanova estuvo en el instituto de Haeckel en Jena y de viva voz oyó... las explicaciones del maestro" (López Piñero, 1989: 11).

Haeckel fue el autor que escribió unas palabras introductorias al libro de Casanova *La biología celular* (1877), que era una síntesis de los fundamentos teóricos de la morfología de acuerdo con las ideas de Haeckel relacionando ontogenia y filogenia. En dicho escrito el científico alemán manifestaba su esperanza de que la obra de Casanova "contribuyera en alto grado al crecimiento de la doctrina de la evolución natural en España y con el mismo celo que he desplegado yo en mis escritos para extenderla en Alemania" (López Piñero, 1989: 16).

Envió esta obra a Carl Gegenbaur, auténtico fundador de la anatomía comparada evolucionista y de su aplicación a la anatomía humana. La influencia de su enseñanza se refleja en el homenaje a Darwin que organizaron los estudiantes de medicina de Valencia en 1909 y que Casanova presidió, con ocasión del centenario de su nacimiento, en el que intervinieron figuras de gran relieve intelectual y político como Miguel de Unamuno.

7. LOS ARTÍCULOS PERIODÍSTICOS DE LOS ACADÉMICOS ACTUALIZAN LAS NOVEDADES

Como comentamos arriba, la creación y desarrollo de una biblioteca propia fue uno de los compromisos de los académicos. No disponemos de datos detallados del contenido de esta, pero en los diferentes discursos y disertaciones se citan monografías y artículos del periodismo médico europeo a los que debieron tener acceso.

De lo que sí tenemos información es de que la Academia tuvo un órgano de expresión propio: *La fraternidad: revista quincenal de medicina, cirugía y farmacia: periódico oficial de la Academia Nacional de Medicina y Cirugía de Valencia*, Valencia, imprenta de José Iborra y García, que inició su andadura en 1866 y que cesó de publicarse en 1869. Por otro lado, y dado que la mayoría de los académicos fueron profesores de la Facultad de Medicina, tuvieron contactos con otras academias y universidades, formaron parte, muchos de ellos, del importante avance que supuso la creación y desarrollo del Instituto Médico Valenciano, y publicaron trabajos en revistas de estas instituciones o promovidas por ellas.

Un ejemplo es *La Crónica Médica*, revista fundada por los profesores de la Facultad de Medicina de Valencia Juan Aguilar y Lara, Manuel Candela, Francisco de Paula Campá y Amalio Gimeno —todos ellos ocuparon cargos importantes en la Academia—. Se publicó a lo largo de tres periodos (1877-1894, 1907-1919 y 1928-1939) y fue una de las revistas médicas centrales tanto en Valencia como en el resto de España. Incluía un gran número de artículos originales, así como artículos traducidos, que se reproducían en su totalidad desde las revistas originarias, sobre todo francesas.

El *Boletín del Instituto Médico Valenciano* circuló por toda España y algunos países europeos gracias al sistema de intercambio, con lo que se logró recibir revistas nacionales y del extranjero sin coste alguno. El *Boletín* sirvió como medio de intercambio para la creación de la biblioteca del Instituto Médico Valenciano (IMV). De modo que el IMV poseyó una biblioteca con perspectiva internacional donde los médicos valencianos podían informarse de las novedades aparecidas en el resto de España y en el extranjero, tal y como reflejan los excelentes estudios que sobre esta institución se han realizado (Fresquet Febrer, 2017).

8. REFLEXIÓN FINAL

Los estudios de campo en historia de la medicina y de la ciencia permiten focalizar, a través de las fuentes primarias, archivísticas y de otro tipo, centradas en este caso en una institución y en un marco geográfico determinado como es la Real Academia de Medicina de Valencia entre 1880 y 1930, el detalle y el contexto de los procesos de producción, comunicación, y apropiación en los que la circulación de conocimientos y prácticas científicas tuvo lugar.

Las Academias, junto a otras instituciones, no fueron ajenas a las novedades científicas y técnicas que, en el campo de las ciencias básicas, la patología y la clínica o la terapéutica se iban produciendo en el marco europeo, muy en particular en el mundo francés y centroeuropeo. En el caso que estudiamos, este fue uno de los objetivos que se marcaron en sus declaraciones institucionales. Su implementación, en la práctica, se llevó a cabo a través, al menos, de tres actividades:1) visitas de académicos o comités de estudio a instituciones científicas, educativas y asistenciales de algunos países europeos; 2) puesta al día de saberes y prácticas científicas a nivel internacional en los discursos de ingreso de nuevos académicos, en las sesiones científicas o en artículos en revistas y, en algunos casos, correspondencia con autores europeos, y 3) el intercambio de publicaciones con otras academias e instituciones españolas y europeas, que permitió crear un fondo bibliotecario de interés, accesible a los académicos. En algunos casos, la creatividad y las aportaciones realizadas desde la Academia fueron más allá de la simple recepción y asimilación de saberes y prácticas, para transformarse en modelos susceptibles de ser difundidos y exportables a otros entornos.

BIBLIOGRAFÍA

Academia de Medicina y Cirugía de Valencia (1874): "Reglamento para la [...] en conformidad con el que rige en Madrid", Valencia, Archivo Real Academia de Medicina de la Comunidad Valenciana.

— (1892): *Discursos pronunciados en la inauguración de las sesiones por José María Machi y Burguete secretario general*, Valencia, Archivo Real Academia de Medicina de la Comunidad Valenciana, Imprenta de Ferrer de Orga.

Báguena Cervellera, María José (1992): *La tuberculosis y su historia*, Barcelona, Fundación Uriach.

— (1993): "La tuberculosis en la historia", *Anales de la Real Academia de Medicina de la Comunidad Valenciana*, nº 12.

Ballester Añón, Rosa (2023): "Las academias de medicina", en J. L. Barona Vilar (coord.), *Historia de la medicina*, Valencia, Tirant Humanidades, pp. 563-568.

Benlloch Navarro, Rafael (2002): *Avatares históricos de la Real Academia de Medicina de la Comunidad Valenciana. Notas para su historia*, Valencia, Real Academia de Medicina de la Comunidad Valenciana.

Casanova Ciurana, Peregrin (1881-1882): "El antropomorfismo antes de la ciencia contemporánea", *Boletín del Instituto Médico Valenciano*, nº 17, pp. 116-136.

Corbella i Corbella, Jacint (1985): "Reial Acadèmia de Medicina de Catalunya", *Gimbernat. Revista catalana d'Història de la Medicina i de la Ciència*, vol. 54.

Corporales López, Luis (2007): *Historia de la Real Academia de Medicina y Cirugía de Valladolid*, Valladolid, Real Academia de Medicina y Cirugía de Valladolid.

Ferrándiz Araujo, Carlos (2014): *Historia de la Real Academia de Medicina y Cirugía de Murcia. Libro del bicentenario*, Murcia, Real Academia de Medicina y Cirugía.

Ferrer y Julve, Nicolas (1873): *Discurso inaugural*, Valencia, Imprenta de Ferrer de Orga.

Fresquet Febrer, José Luis (2014): "Wilhelm His (1863-1934)", *Medicina, Historia y Sociedad*, https://lc.cx/z-b36C.

— (2017): *El Instituto Médico Valenciano (1898-1930)*, Valencia, Universitàt de València/ Instituto Médico Valenciano.

García Doncel, Manuel *et al.* (2007): "Del naiximent de la ciència moderna a l'Il·lustració", en J. Vernet Ginés y R. Parés Farras (coords.), *La Ciència en la Història dels Països Catalans*, Valencia, Universitat de València/Institut d'Estudis Catalans, pp. 505-554.

Glick, Thomas (1982): *Darwin en España*, Barcelona, Península.

Gómez Reig, Constantino (1990): "Notas para el estudio de la salubridad en los terrenos irrigados con aguas de alcantarilla", *Actas y memorias del IX Congreso Internacional de Higiene y Demografía celebrado en Madrid en los días 19 al 17 de abril de 1898*, vol. IV, Madrid, Imprenta de Ricardo Rojas, pp. 80-90.

Guillem Llobat, Ximo (2021): "Peregrin Casanova y el evolucionismo", en J. L. Barona Vilar (dir.), *La Facultad de Medicina de Valencia, Cinco siglos de historia*, Valencia, Universitat de València, pp. 166-168.

Gutiérrez Galdó, José (2014): *Real Academia de Medicina y Cirugía de Granada*, 2 volúmenes, Granada, Díaz de Santos.

Gutiérrez Rodilla, Bertha M. (coord.) (2023): *Historia de la RAMSA, 50 aniversario (1971-2021)*, Salamanca, Ediciones Universidad de Salamanca.

Hunting, Penelope (2002): *History of the Royal Society of Medicine*, Londres, Royal Society of Medicine Press.

Laín Entralgo, Pedro (1982): "Juan Peset Aleixandre", en VV AA, *Estudios dedicados a Juan Peset Aleixandre*, vol. 1, Valencia, Universitat de València, pp. xxi-xxvii.

Llombart Bosch, Antonio (2017): Discurso de inauguración del curso 2017, "La evolución de la medicina a través de la patología: de dónde venimos y hacia dónde nos dirigimos. Los 185 años de la Real Academia de Medicina de la Comunidad Valenciana", Valencia, *Anales de la Real Acadèmia de Medicina de la Comunitat Valenciana*, vol. 18, pp. 37-104.

López Piñero, José María (1962): "La Real Academia de Medicina de Valencia durante el siglo XIX", *Medicina*, vol. 30, pp. 584-586.

— (1989): "Peregrin Casanova (1849-1919) y la morfología darwinista", *Medicina e Historia*, nº 29.

López Piñero, José María y Navarro Pérez, Jorge (1994): *Los estudios sobre la salud pública en la ciudad de Valencia, 1880-1900. Constantino Gómez Reig*, colección Científicos valencianos, Valencia, Ayuntamiento de Valencia.

López Piñero, José María y Terrada Ferrandis, María Luz (2006): *Clásicos de la Real Academia de Medicina de la Comunidad Valenciana (siglo XIX)*, Valencia, Real Academia de Medicina de la Comunidad Valenciana, pp. 129-132.

López Terrada, María Luz; Pardo Tomás, José y Salavert Fabiani, Vicente (1988): "El marco institucional", en VV AA, *Las ciencias médicas básicas en la Valencia del siglo XIX*, Valencia, Institució Alfons el Magnànim, pp. 17-64.

Magraner y Marinas, Julio (1877): *Historia, personal y reglamento de la Real Academia de Medicina y Cirugía de Valencia*, manuscrito, 31 páginas, diciembre de 1877, véase Peset Cervera, 1922.

Matilla Gómez, Valentín (1987): *202 biografías académicas*, Madrid, Real Academia Nacional de Medicina.

Medrano Heredia, Justo (2012): "La Real Academia de Medicina de la Comunidad Valenciana a través de su historia", *Anales de la Real Academia de Medicina de la Comunidad Valenciana*, nº 13, pp. 1-5.

Molero Mesa, Jorge (1990): "Francisco Moliner y Nicolás (1851-1915) y el inicio de la lucha antituberculosa en España", *Asclepio*, vol. 42, nº 1, pp. 253-276.

Moliner y Nicolás, Francisco (1894): "De las granjas-sanatorios en el tratamiento de los tísicos pobres", *Discursos pronunciados en la inauguración de las secciones de la RAMC de Valencia en el año de 1894*, Valencia, Imprenta de Ferrer de Orga, pp. 25-36.

Pardo Tomás, José y Martínez Vidal, Àlvar (2007): "Fuentes para la historia del catalanismo médico. El archivo institucional de la Academia de Ciències Mèdiques de Catalunya i Balears", en VV AA, *Medicina, ideología e historia en España (siglos XVI-XXI)*, Madrid, CSIC, pp. 115-124.

PÉREZ FUSTER, José (1921): "La difteria en Valencia. Necesidad de crear un hospital para niños en esta ciudad", discurso de ingreso leído el 16 de octubre de 1921, Valencia, Real Academia de Medicina de la Comunidad Valenciana.

PESET CERVERA, Vicente (1922): "La Real Academia de Medicina de Valencia", *Anales de la Universidad de Valencia*, vol. 3, cuaderno 20-24, pp. 344-360.

PESET REIG, José Luis (2003): *Academias y ciencias en la Europa ilustrada*, Madrid, Peninsula.

RAMACHANDRAN, Manoj y ARONSON, Jeffrey K. (2010): *Doctoring history. Treasures from the journals archive of the Royal Society of Medicine, 1809-1907*, Londes, Royal Society of Medicine Press.

RIPOLL PRIMO, Vicente (1966): *Historia de la Real Academia de Medicina de Valencia. Discurso de recepción leído por el académico electo D.__y contestado por el académico numerario D. F. J. García Conde Gómez*, Valencia, Real Academia de Medicina de Valencia.

SÁNCHEZ GRANJEL, Luis (1981): "Pasado y presente de las reales academias de medicina", *II Congreso nacional de Reales Academias de Medicina y Cirugía de España*, Palma de Mallorca, Real Academia de Medicina y Cirugía de Palma de Mallorca, pp. 5-16.

— (2006): *Historia de la Real Academia Nacional de Medicina*, Madrid, Real Academia Nacional de Medicina.

TOMÁS MONSERRAT, José (1981): "La Real Academia de Medicina y Cirugía de Palma de Mallorca y la ciencia médica del siglo XIX. Nota para el estudio de su contribución", *II Congreso Nacional de Reales Academias de Medicina y Cirugía. Comunicaciones*, Palma de Mallorca, Academia de Medicina de las Islas Baleares, pp. 53-67.

ZUBIRI VIDAL, Fernando (1976): *Historia de la Real Academia de Medicina de Zaragoza*, Zaragoza, Real Academia de Medicina de Zaragoza.

CAPÍTULO 3

EL PAPEL DE LA EXPERTA EN ENFERMERÍA DE SALUD PÚBLICA EN EL PERIODO ENTREGUERRAS: EL EJEMPLO DE COLABORACIÓN ENTRE ESPAÑA Y LA FUNDACIÓN ROCKEFELLER*

MARÍA EUGENIA GALIANA-SÁNCHEZ, JOSEP BERNABEU-MESTRE Y GLORIA GALLEGO-CAMINERO

1. INTRODUCCIÓN

A lo largo del siglo XX, pero sobre todo en el periodo de entreguerras, se constituyó en Europa lo que se denominó movimiento sanitario internacional, que contribuyó a establecer un contexto social y político adecuado para el logro de mejores niveles de salud y bienestar. A ello contribuyeron logros como la creación de Administraciones públicas sanitarias en Europa, el desarrollo de la salud pública impulsado por la Fundación Rockefeller y la Sociedad de Naciones, y la estructuración de una labor colectiva articulada en torno a la figura del experto: creación de comisiones, celebración de conferencias internacionales y elaboración de informes técnicos por parte de los organismos sanitarios internacionales. En definitiva, se trató de impulsar el establecimiento de un importante marco de referencia para la circulación de conocimientos y prácticas sanitarias (Barona, 2015; Galiana-Sánchez, 2017).

En este contexto, durante el periodo de entreguerras, los organismos y organizaciones internacionales apostaron por un modelo sanitario basado en las mejoras en salud pública, implementando

* Este trabajo se realizó en el marco del proyecto "La represión franquista de enfermeras en Castilla-La Mancha durante la guerra civil española y el primer franquismo (1936-1959)" del Ministerio de la Presidencia, Relaciones con las Cortes y Memoria Democrática (171-MD-2023).

modelos de asistencia que fueran capaces de consolidar servicios de salud pública de ámbito nacional e internacional. Para ello, era necesario capacitar profesionales de salud y tratar de dotarles de condiciones formativas y laborales adecuadas. Las enfermeras de salud pública se constituyeron como uno de los grupos profesionales que mayor interés suscitó por parte de las instituciones. Las enfermeras encajaban perfectamente en la nueva modalidad de ejercicio sanitario desarrollado por la medicina social y la salud pública (Oppenheimer, 2020; Andresen y Groenlie, 2007; McGann, 2008).

En el contexto español, al compás de los movimientos internacionales, las enfermeras de salud pública fueron formadas para desempeñar un papel clave en el desarrollo de la política sanitaria reformista que se había ido diseñando de forma progresiva durante las tres primeras décadas del siglo. Este proceso alcanzó su máxima expresión con los acuerdos de colaboración científica y sanitaria que se firmaron con la Fundación Rockefeller en 1922[1].

El objetivo de este trabajo es profundizar en la aplicación y desarrollo de dicho acuerdo, analizando la contribución de dicha colaboración en la configuración del papel de experta en enfermería de salud pública en el contexto español e internacional. Para ello se han utilizado como fuentes la documentación obtenida en los archivos de la Fundación Rockefeller: informes de enfermeras expertas y expedientes de enfermeras españolas becadas por la institución y documentación de la Sociedad de Naciones. También artículos e informes publicados por las enfermeras en revistas profesionales, así como la historia oral con alumnas de aquellas enfermeras.

En primer lugar, se abordarán los antecedentes de la colaboración internacional en la formación de enfermeras de salud pública a través de las iniciativas impulsadas por la Sociedad de Naciones y la Fundación Rockefeller. En segundo lugar, analizaremos el programa español de formación de enfermeras de salud

1. Barona y Bernabeu-Mestre (2008), Galiana-Sánchez (2021), Galiana-Sánchez y Bernabeu-Mestre (2011) y Rodríguez Ocaña (2000).

pública que se puso en marcha en el marco de los acuerdos con la Fundación Rockefeller. El capítulo se completa con unas consideraciones y conclusiones finales.

2. LOS ANTECEDENTES: LA COLABORACIÓN INTERNACIONAL EN LA FORMACIÓN DE ENFERMERAS DE SALUD PÚBLICA

2.1. LA SOCIEDAD DE NACIONES Y LA PROMOCIÓN DE LA ENFERMERÍA DE SALUD PÚBLICA: THE OLD INTERNATIONAL

Tras la Primera Guerra Mundial, la necesidad de dotar de enfermeras a los países devastados por la contienda generó un clima de colaboración internacional promovido por la Liga de Sociedades de la Cruz Roja, The Ligue of Red Cross Societies (Irwin, 2017). La primera conferencia internacional de la recién creada organización, celebrada en Cannes en 1919, fue una buena oportunidad para que la delegación de enfermería allí reunida tratara de abordar el desconocimiento generalizado que existía en la mayoría de los países europeos de lo que debía ser un servicio de enfermería de salud pública eficaz. En este escenario, la delegación aconsejó a la Liga organizar un curso de salud pública internacional para capacitar en dicha materia a grupos de enfermeras seleccionadas de diferentes países europeos. Estas estudiantes posteriormente serían las responsables de dirigir los programas de enfermería de salud pública en sus respectivos países. El curso se celebró en el Bedford College, en Reino Unido, y fue concebido como formación de especialización, por lo que para acceder a él era imprescindible ser enfermera cualificada. El curso tuvo continuidad anual, se celebró a lo largo de 18 años y en total se formaron 350 enfermeras, procedentes de 47 países (Rafferty, 1995). Uno de los frutos de la experiencia formativa fue la creación en 1925 de la asociación de estudiantes The Old International Association, cuyos miembros fueron diseminándose por Europa e incorporándose a cargos de responsabilidad en los diferentes países de origen de las estudiantes. Los programas formativos de estos cursos estuvieron inspirados por la visión norteamericana de lo que debía ser la salud pública, influidos por los principios en expansión de la Fundación Rockefeller. Un ejemplo de la influencia de dicha Fundación en la estructuración de los servicios de enfermería de salud pública lo constituye el caso español, como veremos en un apartado posterior (Oppenheimer, 2020; McGann, 2008; Lapeyre y Nelson, 2010).

2.2. EL PAPEL DEL COMITÉ DE HIGIENE DE LA SOCIEDAD DE NACIONES

Tras la creación de la Sociedad de Naciones en 1919, la necesidad de prevenir y combatir las enfermedades y de llevar a cabo intervenciones sanitarias urgentes hizo que en 1923 se creara el Comité de Higiene de la Sociedad de Naciones, que fue el encargado de marcar las directrices en las políticas sanitarias de la Sociedad. Su director, el doctor Hazeman, y la asesora técnica y experta de la Sección de Higiene en materia de enfermería, la enfermera Hazel Avis Goff, coordinaron el debate sobre la situación y perspectivas de la enfermería de salud pública en Europa[2]. Hazel A. Goff, colaboradora habitual del International Health Board de la Fundación Rockefeller, se había formado en Estados Unidos. En Europa fue designada para reorganizar, de acuerdo con el modelo angloamericano, una escuela de enfermería en Bulgaria y dirigió la University School of Public Health and Bedside, en Polonia, así como otra escuela de enfermería en Estambul. Hazel A. Goff asesoró a organizaciones sanitarias nacionales y al propio Comité de Higiene. En algunas ocasiones actuó como interlocutora directa de la Sociedad de Naciones con organismos y organizaciones como la Cruz Roja Internacional[3], diversos ministerios de Salud nacionales o instituciones responsables de la formación en enfermería[4].

2. Correspondence of Hazel A. Goff to Dr. Hazeman (Ligue of Nations Archives [LNA], 1939).
3. Correspondence of J. Moolnarova to Hazel A. Goff (LNA, 1934).
4. Correspondence of Hazel A. Goff to Miss A. Sayle (LNA, 1933).

La figura de Hazel A. Goff es un ejemplo de la participación de la Fundación Rockefeller en el Comité de Higiene de la Sociedad de Naciones. A través de la incorporación de expertos sanitarios —en este caso se trataba de una experta en enfermería de salud pública— se trasladaban los principios y directrices de la Fundación a organizaciones internacionales como la Sociedad de Naciones. Las aportaciones de Hazel A. Goff estuvieron relacionadas fundamentalmente con el análisis y debate de la formación en enfermería. En dicho debate estuvieron presentes los planteamientos de la Fundación Rockefeller, que venía jugando un papel clave, desde décadas anteriores, en la formación de enfermeras. También fue muy relevante su aportación en la valoración, análisis y elaboración de informes sobre la enfermería de salud pública en diez países europeos. La labor desarrollada por la Sociedad de Naciones a través de su Comité de Higiene y la aportación de Hazel A. Goff como experta asesora en materia de enfermería de salud pública constituye la base de los esfuerzos sistemáticos por establecer una adecuada formación en enfermería de salud pública y unos servicios de enfermería organizados y eficaces en Europa.

3. LA FUNDACIÓN ROCKEFELLER Y LOS EXPERTOS EN SALUD PÚBLICA

Los orígenes de la Fundación Rockefeller se remontan a 1905 cuando el reverendo Frederic Gates y el empresario multimillonario John D. Rockefeller fundaron uno de los más importantes proyectos filantrópicos internacionales de la primera mitad del siglo XX (Barona, 2021).

Desde los primeros momentos, la Fundación Rockefeller se implicó, como uno de sus principales campos de acción, en las políticas internacionales de salud pública, cuya eficacia exigía dos requisitos previos ineludibles: la adecuada formación de los expertos en salud pública y la creación de servicios nacionales e internacionales de estadísticas vitales que ofreciesen una información actualizada y fiable de la situación epidemiológica de la población, sus tendencias y sus variaciones. La importancia que, desde el primer momento, otorgaron los dirigentes de la sanidad internacional de la Fundación Rockefeller a la formación de especialistas en salud pública llevó a la fundación de la primera escuela de salud pública en Baltimore: la Johns Hopkins School of Hygiene, financiada con fondos de la Fundación Rockefeller e inaugurada en 1918. Se convirtió en el centro de referencia internacional para la formación de expertos en salud pública y, por lo general, allí enviaba la Fundación Rockefeller a formarse a sus pensionados (Fee, 1987).

La toma de conciencia de la dimensión económica, social e internacional de los problemas de salud pública impulsó la creación de una sección dedicada a promover la salud pública internacional y que recibió sucesivamente los nombres de International Health Commission (1913-1916), International Health Board (1916-1927) y, en la etapa final, se transformó en International Health Division hasta su disolución. La campaña contra la esquistosomiasis, fue la primera y principal línea de intervención sanitaria internacional a la que se sumaron otras campañas de lucha contra el paludismo y la fiebre amarilla.

Pero la Fundación Rockefeller era consciente del carácter efímero que necesariamente tenían todas las intervenciones sanitarias promovidas por agentes privados externos a un país si no se daba, al mismo tiempo, una participación activa tanto a las Administraciones publicas de los Estados como a la Sociedad de Naciones. Esa era la única vía para su promoción y difusión en el contexto internacional. De ahí que el International Health Board enfocase su labor, principalmente, a través de campañas de concienciación de la opinión pública y de colaboración y apoyo a las autoridades sanitaria nacionales para influir en la creación de instituciones técnicamente capaces y bien dotadas para hacer frente a los programas de salud pública en cada país. Al mismo tiempo, la Fundación Rockefeller financió en universidades norteamericanas la creación de departamentos de salud pública para formar en ellos a inspectores u oficiales sanitarios (*health officers*), es decir, especialistas en salud pública capaces de gestionar las escuelas nacionales de salud pública, cuya fundación se consideraba imprescindible impulsar en todos los países. El papel del experto resultaba fundamental como agente profesional en el modelo de acción sanitaria de la Fundación Rockefeller (Barona, 2015 y 2021; Barona y Bernabeu-Mestre, 2008; Farley, 2004).

4. LA CONTRIBUCIÓN DE LA FUNDACIÓN ROCKEFELLER A LA FORMACIÓN DE LAS ENFERMERAS DE SALUD PÚBLICA EN ESPAÑA

En agosto de 1919 José Castillejo, secretario de la Junta para Ampliación de Estudios e Investigaciones Científicas, se dirigió por carta a la Fundación Rockefeller en nombre del Gobierno español con objeto de establecer vías de colaboración encaminadas a mejorar las condiciones de salud pública de la sociedad española. Tras un periodo de contactos y visitas de representantes de la Fundación a España, finalmente, los acuerdos fructificaron en 1922 en diversos proyectos científicos y sanitarios, y dieron lugar, entre otras cuestiones, a 15 becas de enfermería de salud pública para enfermeras españolas y 22 becas para médicos que se formaron como especialistas de salud pública mayoritariamente en Estados Unidos (Barona y Bernabeu, 2008).

Fue en el ámbito de la enfermería de salud pública donde se desarrolló el programa de formación de posgrado más ambicioso por el número de participantes y la proyección que encerraba[5]. Según los representantes de la Fundación Rockefeller que visitaron España, el desarrollo de la higiene rural y urbana y el éxito de las actividades de los centros de salud dependía en una parte considerable de la disponibilidad de enfermeras de salud pública expertas. Si la Fundación quería dar un impulso al desarrollo de la salud pública era fundamental dar una atención prioritaria a las becas de estudios para enfermeras y una futura escuela de enfermería[6].

---

5. Sobre las becas internacionales de formación en enfermería de la Fundación Rockefeller, se puede consultar Saunier (2018: 127-137).
6. Correspondence of G. Strode to Dr. Russell, 1932, serie 795, subserie 795c, box 1, folder 11, Rockefeller Foundation Archives (RFA).

Además, la asistencia de enfermería estaba monopolizada en aquellos años por las Hermanas de la Caridad que fueron consideradas un obstáculo para el desarrollo de un sistema laico y profesional de enfermería de salud pública: "La oposición de las monjas a la introducción de enfermeras laicas es más fuerte aquí que en ningún lugar de Europa"[7]. La formación de enfermeras profesionales especializadas de salud pública era una necesidad sentida tanto por los representantes de la Fundación como por amplios sectores de la sanidad española y despertaba un consenso mayoritario. Tanto era así que incluso se solicitó a la Fundación traer enfermeras extranjeras para la puesta en marcha de la escuela y entrenar a un pequeño grupo de españolas mientras el desarrollo de las becas tuviera lugar. Sin embargo, desde la Fundación no se optó por esta vía. Argumentos basados en la experiencia en otros países, las dificultades del idioma y la diferencia en la psicología, costumbres y tradiciones hicieron que se optara por esperar a concluir los periodos formativos para asegurar la *expertise* de las enfermeras[8].

En España, el proceso formativo de las enfermeras de salud pública (llamadas enfermeras visitadoras), previo a los acuerdos con la Fundación Rockefeller, se había iniciado en la década de 1920 con los programas de la Cruz Roja. A los cursos de la Cruz Roja siguieron los que se empezaron a impartir en la Escuela Nacional de Sanidad, creada en 1924 (real decreto de 9 de diciembre de 1924) en el marco de aquellos acuerdos, y los de las escuelas de puericultura, aunque con importantes déficits. Las enfermeras visitadoras, novedosas en el contexto español, fueron formadas para desempeñar un papel clave en el desarrollo de la política sanitaria reformista que se había ido diseñando de forma progresiva durante las tres primeras décadas del siglo, pero fue a raíz del acuerdo con la Fundación Rockefeller cuando, como ya se ha comentado, se aceleró el proceso de institucionalización. En el marco de dicho acuerdo, la Fundación se comprometía a sufragar los costes de una

7. Elisabeth Crowell, "Memorandum on nursing in Spain", serie 795, 795c, box 1, folder 3, p. 5 (RFA).
8. *Ibidem*, p. 6.

futura escuela de enfermeras visitadoras y a financiar una adecuada formación en salud pública para quienes debían impartir la docencia en dicha institución (Galiana-Sánchez, 2021). Como paso previo a la organización de los programas de formación la Fundación Rockefeller encargó a F. Elisabeth Crowell en 1931 un análisis sobre la situación de la enfermería en España[9].

La investigación que inició Crowell con su visita a España se había estado aplazando por no disponer de personal competente para llevarla a cabo y a causa de la inestabilidad política que vivía la sociedad española. Aunque en opinión de la Fundación persistía la "situación crónica de desorden político", finalmente en abril de 1931 se decidió llevarla a cabo. En el informe que se elaboró se analizaba la situación de la formación en enfermería en diferentes escuelas localizadas en hospitales españoles de Madrid, Santander y Barcelona. De forma resumida, la valoración de la situación ponía de manifiesto que los requisitos para la admisión en las escuelas de enfermería eran insuficientes, que los estudios se caracterizaban por una enseñanza teórica desorganizada, impartida por médicos y con una experiencia práctica no supervisada. Se destacaba, asimismo, la ausencia de profesionales que tuvieran una concepción adecuada de lo que realmente debería ser una escuela de enfermería, lo que conducía, según el informe, a que la profesionalización de las enfermeras fuera muy deficiente.

Junto a estos aspectos, en el trabajo realizado por Crowell se recogía el proyecto de Escuela Nacional de Enfermeras de Salud Pública. Sobre el proyecto se planteaba la necesidad de disponer de lugares para la realización de prácticas adecuadamente, así como la conveniencia de incrementar los requisitos necesarios para poder ingresar en la futura Escuela. También se indicaba la necesidad de la adecuada preparación del personal para la dirección y docencia a través de becas de estudio en el extranjero. Esta última cuestión pudo materializarse a través del programa de formación en el que se beneficiaron 14 enfermeras entre 1931 y 1934, que realizaron estudios en Estados Unidos por un tiempo medio

9. *Ibidem*.

de dos años con el fin de ser capacitadas para impartir docencia en la Escuela que se preveía inaugurar en Madrid a finales de 1935 (Bernabeu-Mestre y Gascón Pérez, 1999).

Entre las becadas predominaban las enfermeras con experiencia. La media de edad era de 29 años, aunque también se encontraban entre ellas cuatro recién graduadas. La duración media de las estancias fue de dos años. El programa de estudios que siguieron fue bastante similar en todos los casos. En primer lugar, se contemplaba su participación, como estudiantes especiales, en las actividades de la escuela de enfermería de la Western University of Cleveland. Allí, cursaron enseñanzas como Enfermería Fundamental, Avances en Enfermería, Principios y Métodos de la Enseñanza de la Enfermería, Aspectos Sociales de la Enfermería, y por supuesto Enfermería de Salud Pública. Estas enseñanzas de carácter teórico y teórico-práctico se complementaban con una estancia, de varios meses, en el East Harlem Nursing and Health Service de la ciudad de Nueva York. Asimismo, hay que destacar la actividad que desarrollaron seis de las becarias en el Teachers College de la Columbia University, de Nueva York, al participar en un curso superior para profesores y supervisores de enfermería. Para la Fundación Rockefeller era fundamental comenzar las actividades de los centros de salud y las escuelas de enfermería cuando las enfermeras hubieran alcanzado un grado de experiencia suficiente, teniendo en cuenta las inclinaciones y capacitación de cada una de ellas. En la correspondencia con la responsable de la organización de los servicios de enfermería españoles, Mercedes Milá, se detallaba el alto grado de capacitación alcanzado en su formación:

> Estas jóvenes tienen una capacidad fuera de lo común. Son capaces de realizar un trabajo ejecutivo y de organizar y dirigir la enfermería de salud pública en un centro de salud, y también son capaces de enseñar con éxito a las estudiantes puestas a su cargo en una escuela de enfermería para que se les enseñen los principios y prácticas de la enfermería de salud pública. Tengo muy buena opinión del grupo de estudiantes españoles que nos han

enviado y creo que lo más probable es que tengan éxito en el trabajo que han emprendido[10].

Igualmente se consideraba imprescindible que las enfermeras desarrollaran su trabajo en condiciones óptimas, una buena formación debía reflejarse en unas buenas condiciones laborales, que asegurarían la continuidad y la implicación en los puestos de trabajo, sobre todo en aquellas dedicadas a la enseñanza de la enfermería[11]: "La [...] forma en que nuestra ayuda sería particularmente beneficiosa es ayudando a establecer un sistema de remuneración adecuada para el servicio a tiempo completo. No es probable que todo el grupo de instructoras pueda ser puesto de una vez sobre una base salarial adecuada, aunque esperamos que algunas lo sean".

Todo este esfuerzo, sin embargo, no serviría para poder alcanzar el principal objetivo que se había planteado: la incorporación de todas estas profesionales al cuadro docente de la Escuela de Enfermeras Visitadoras Sanitarias de Madrid. Por un lado, los continuos retrasos en la puesta en marcha de la Escuela y, por otro, el estallido en 1936 de la Guerra Civil, lo impidieron: "Debido a dificultades de naturaleza política, el desarrollo de la Escuela se ha retrasado y el doctor Hill está seguro de que no será posible abrirla antes de 1936. Esto es realmente desafortunado, porque tenemos un número de enfermeras bien entrenadas esperando que esta actividad se ponga en marcha"[12].

Con todo, la influencia de algunas de aquellas enfermeras que habían consolidado una adecuada formación de posgrado se dejó sentir en el importante desarrollo que alcanzó la enfermería de salud pública durante la Segunda República y de forma particular

10. Correspondence of Mary Beard to Dr. Russell, 1933, serie 795, 795c, box 1, folder 11 (RFA) y documentación custodiada en los expedientes de las enfermeras que disfrutaron de ayudas y becas de la Fundación (Rockefeller Archive Center. Reports Public Health in Spain. Public Health Nursing).
11. Correspondence of G. Strode to Dr. Russell, 1935, serie 795, subserie 795c, box 1, folder 11 (RFA).
12. Correspondence of G. Strode to Dr. Russell, 1936, serie 795, subserie 795c, box 1, folder 11 (RFA).

en la constitución y consolidación de la Asociación Profesional de Visitadoras Sanitarias (Galiana-Sánchez *et al.*, 2013).

El comienzo de la guerra en julio de 1936 además de impedir la puesta en marcha de la Escuela condicionó la trayectoria profesional y personal de buena parte de las enfermeras que se beneficiaron del programa de ampliación de estudios, generando graves consecuencias para el desarrollo de la enfermería. Muchas de ellas, como consecuencia de las circunstancias políticas y sociales y del aislamiento internacional del país tuvieron grandes dificultades para seguir desempeñando su actividad profesional. Otras se adaptaron al cambio político e incluso ocuparon puestos relevantes en el organigrama sanitario del franquismo. Algunas de ellas tuvieron que exiliarse a países extranjeros, como otros muchos profesionales e investigadores que conformaron un importante grupo de exiliados que se vieron obligados a continuar su trayectoria vital lejos de su país de origen. Por ejemplo, cuatro de las enfermeras becadas por la Fundación Rockefeller se exiliaron a Venezuela y se incorporaron a la sociedad venezolana, participando activamente en el desarrollo de la enfermería de aquel país a través de la dirección de la primera escuela de enfermería y de la creación de una publicación profesional propia. Aunque el exilio sanitario y científico provocado por la Guerra Civil y la dictadura franquista supuso una importante pérdida de recursos humanos e impidió el desarrollo del proyecto de la Escuela de Enfermeras Visitadoras Sanitarias, las enfermeras españolas exiliadas participaron activamente en el desarrollo de la enfermería profesional venezolana (Gascón *et al.*, 2003; Galiana-Sánchez, 2019).

5. CONCLUSIONES

En la Europa del periodo de entreguerras se estableció un contexto social y político en el que la creación de autoridades de salud pública en Europa, el desarrollo de la salud pública impulsado por la Fundación Rockefeller y la Sociedad de Naciones generaron un esfuerzo colectivo en torno a la figura del experto.

Las enfermeras de salud pública fueron consideradas profesionales sanitarios clave en este "movimiento sanitario internacional" y se incorporaron al establecimiento de un importante marco de referencia para la circulación de conocimientos y prácticas sanitarias.

El convenio de colaboración entre España y la Fundación Rockefeller dio un importante impulso al proceso de profesionalización de la enfermería de salud pública y consolidó la carrera profesional de experto en la materia. La Guerra Civil truncó este proceso en España.

El exilio científico provocado por la Guerra Civil y la dictadura franquista supuso una importante pérdida de recursos humanos y, en el caso de la enfermería, impidió el desarrollo del proyecto de la Escuela de Enfermeras Visitadoras Sanitarias. Las enfermeras exiliadas españolas participaron activamente en el desarrollo de la enfermería profesional venezolana.

BIBLIOGRAFÍA

Andresen, Astri y Groenlie, Tore (eds.) (2007): *Transferring Public Health, Medical Knowledge and Science in the 19th and 20th Century*, Bergen, University of Bergen.

Barona Vilar, Josep Lluís (2015): *The Rockefeller Foundation, Public Health and International Diplomacy, 1920-1945*, Londres, Routledge.

— (2021): "The Rockefeller Foundation and the League of Nations: Public Health in Europe (1920-1945)", *História: Debates e Tendências*, vol. 21, nº 3, pp. 34-53.

Barona, Josep Lluís y Bernabeu-Mestre, Josep (2008): *La salud y el Estado. El movimiento sanitario internacional y la Administración española*, Valencia, Publicaciones de la Universidad de Valencia.

Bernabeu-Mestre, Josep y Gascón-Pérez, Encarna (1999): *Historia de la enfermería de salud pública en España (1860-1977)*, Alicante, Universidad de Alicante.

Farley, John (2004): The Cast out Disease: A History of the International Health Division of the Rockefeller Foundation (1913-1951), Oxford, Oxford University Press.

Fee, Elizabeth (1987): *Disease and Discovery: A History of the Johns Hopkins School of Hygiene and Public Health, 1916-1939*, Baltimore, The Johns Hopkins University Press.

Galiana-Sánchez, María Eugenia (2017): "The Role of International Organisations in the Development of Public Health Nursing, 1933-1974", *Gesnerus*, vol. 74, nº 2, pp. 188-204.

— (2019): "History of Public Health Nursing in Spain and the International Context", *European Journal for Nursing History and Ethics*, vol. 1.

— (2021): "Enfermería y salud pública en España en el primer tercio del siglo XX", en L. E. Otero (ed.), *Sociedad urbana y salud pública*, Madrid, Los Libros de la Catarata.

Galiana-Sánchez, María Eugenia y Bernabeu-Mestre, Josep (2011): "Género y desarrollo profesional: las enfermeras de salud pública en la España del periodo de entreguerras, 1925-1939", *Feminismos*, nº 18, pp. 225-248.

Galiana-Sánchez, María Eugenia *et al.* (2013): "El asociacionismo en las enfermeras de salud pública a través de la revista 'La visitadora sanitaria' (1934-1935)", en VV AA,

El asociacionismo en la enfermería y su influencia en el desarrollo de la profesión. 150 años de Historia del Colegio de Enfermeras de Madrid (1862-2012), Madrid, Colegio Oficial de Enfermería de Madrid, pp. 475-482.

GASCÓN, Encarna; GALIANA-SÁNCHEZ, María Eugenia y BERNABEU, Josep (2003): "La aportación de las enfermeras visitadoras sanitarias al desarrollo de la enfermería venezolana", en J. L. Barona (comp.), *Ciencia, salud pública y exilio (España 1875-1939)*, Scientia Veterum (monografías, 9), Valencia, Seminari d'Estudis sobre la Ciencia, pp. 99-129.

IRWIN, Julia F. (2017): "Connected by Calamity: The United States, the League of Red Cross Societies and Transnational Assistance after the First World War", *Moving the Social*, vol. 57, pp. 57-76.

LAPEYRE, Jaime y NELSON, Sioban (2010): "The 'old internationals': Canadian nurses in an international nursing community", *Canadian Journal of Nursing Leadership*, vol. 23, nº 4, pp. 33-44.

MCGANN, Susan (2008): "Collaboration and Conflict in International Nursing, 1920-1939", *Nursing History Review*, vol. 16, nº 1, pp. 29-57.

OPPENHEIMER, Melanie (2020): "Nurses of the League: the League of Red Cross Societies and the development of public health nursing post-WWI", *History Australia*, vol. 17, nº 4, pp. 628-644.

RAFFERTY, Anne Marie (1995): "Internationalising Nursing Education during the Interwar Period", en P. Weindling (ed.), *International Health Organisations and Movements, 1918-1939*, Cambridge, Cambridge University Press, pp. 266-282.

RODRÍGUEZ OCAÑA, Esteban (2000): "La intervención de la Fundación Rockefeller en la creación de la sanidad contemporánea en España", *Revista Española de Salud Pública*, vol. 74, pp. 27-34.

SAUNIER, Pierre-Yves (2018): "Wedges and Webs: Rockefeller Nursing Fellowships (1920-1940)" en L. Tournes y G. Scott-Smith (eds.), *Global Exchanges: Scholarships and Transnational Circulations in the Modern World*, Nueva York y Oxford, Berghahn Books, pp. 127-139.

CAPÍTULO 4

EL COMITÉ DE HIGIENE DE LA SOCIEDAD DE NACIONES Y LA FORMACIÓN DE EXPERTOS EN SALUD PÚBLICA. EL CASO DE LA ESCUELA NACIONAL DE SANIDAD*

LOURDES MARIÑO GUTIÉRREZ
Y MARÍA ISABEL PORRAS GALLO

1. INTRODUCCIÓN

En España, la creación de una escuela de salud pública para la formación regular y específica de los funcionarios con responsabilidad en temas de higiene y de sanidad pública fue una demanda efectuada por algunas voces autorizadas, entre ellas las de los propios funcionarios, desde las primeras décadas del siglo XX. Con esta solicitud, impregnada del discurso regeneracionista, se buscaba modernizar la Administración sanitaria y trabajar conforme a los dictados de la moderna salud pública. Martín Salazar, inspector general de Sanidad entre 1916 y 1923, fue uno de los que destacó la carencia de "médicos higienistas" y planteó la posibilidad de establecer vías para realizar la especialización dentro de nuestras fronteras y, con ello, contribuir a corregir la situación de atraso sanitario existente en comparación con los países de nuestro entorno (Porras Gallo, 2019: 83). Un exponente de dicho atraso eran las altas tasas de mortalidad por enfermedades infecciosas (evitables) y, particularmente, de mortalidad infantil, superiores a las de otros países de nuestro entorno (Pulido, 1902: 818).

* Esta investigación forma parte del Proyecto referencia PID2019-108813GB-I00 financiado por MCIN/AEI/10.13039/501100011033/ y por FEDER Una manera de hacer Europa.

Pues bien, la creación de la escuela de salud pública se demoró hasta 1924 y se hizo por real decreto el 9 de diciembre de 1924, a base del Instituto Nacional de Higiene Alfonso XIII y del Hospital del Rey. Su misión principal era "a) Instruir y formar el Cuerpo de funcionarios médicos que en lo sucesivo haya de pertenecer a los organismos dependientes de la Dirección General de Sanidad".

No obstante, su fundación no se trató de una iniciativa aislada española, sino que hay que enmarcarla en un contexto internacional que, por iniciativa conjunta del Comité de Higiene de la Sociedad de Naciones y de la Fundación Rockefeller, promovió políticas internacionales europeas al inicio de los años veinte que otorgaron un papel fundamental a la formación de expertos en salud pública y pusieron en marcha programas con tal fin (Barona y Bernabeu, 2008: 185). Una de las acciones clave de estos programas fue el establecimiento de intercambios y estancias internacionales del personal sanitario, financiadas mediante becas, que facilitarían no solo la capacitación de quienes participaran en ellos, sino también la circulación de conocimientos, prácticas, modelos y personas que ayudarían a la estandarización de la salud pública en los países participantes.

El objetivo de este capítulo es analizar el papel desempeñado por el Comité de Higiene de la Sociedad de Naciones en la articulación de un plan de formación de expertos en salud pública y mostrar su impacto en la Escuela Nacional de Sanidad de Madrid. Nos apoyamos para ello en información bibliográfica primaria y secundaria y en fuentes archivísticas procedentes de la Sociedad de Naciones, contenidas en su web, en Archivos de las Naciones Unidas-Archives Geneva, que hemos consultado en línea.

2. CREACIÓN DE LA SOCIEDAD DE NACIONES, CONSTITUCIÓN DEL COMITÉ DE HIGIENE Y PRIMERAS ACCIONES PARA ARTICULAR LA FORMACIÓN DE EXPERTOS

En el continente europeo, poco después de que terminara la Primera Guerra Mundial, en la que España no tomó parte, y tras la firma del Tratado de Versalles, una veintena de países firmó el pacto para la creación de la Sociedad de Naciones (SDN) con el objetivo de promover la seguridad en todos los Estados y garantizar la paz en el futuro. El Gobierno español mantuvo una actividad permanente desde la fundación de este organismo internacional hasta el final de la Guerra Civil (Barona y Bernabeu, 2008: 143).

Poco después, en la Conferencia Sanitaria Internacional de 1920, que tuvo lugar en Londres, se establecieron las bases para la creación de una organización sanitaria internacional en el seno de la Sociedad de Naciones y, en la segunda sesión del Consejo de la SDN, también en 1920, se tomó la decisión de celebrar la Conferencia Internacional de Especialistas en Salud Pública para diseñar la nueva organización (Barona y Bernabeu, 2008: 149). La Gran Guerra había provocado, entre otras consecuencias, unos problemas de salud de tal magnitud que consiguieron implicar a los Gobiernos de los diferentes países para hacerlos frente. Además, la pandemia de gripe de 1918-1919 había mostrado las insuficiencias de un enfoque bacteriológico y la importancia de las desigualdades socioeconómicas y sanitarias (Porras Gallo, 1920). Las medidas de salud pública tradicionales no bastaban, por lo que se hacía necesario la adopción de un modelo de medicina social, entendida esta como la investigación social de los problemas de salud, vinculada a las instituciones y las Administraciones. En este proceso cobraron también un papel importante las instituciones nacionales e internacionales adaptadas a las nuevas condiciones (Barona y Guillem, 2015: 14-15).

Estos planteamientos fueron reforzados por los acontecimientos que se sucedieron nada más celebrarse la Conferencia Internacional de Especialistas en Salud Pública, cuando surgieron epidemias de cólera, tifus y fiebre recurrente en los países de Europa Oriental, consecuencia de los efectos de la posguerra[1]. La respuesta a esta situación fue la creación de una Comisión de Epidemias[2], que coordinó una campaña que actuó en Polonia, Rusia y

1. Algo similar ocurrió en España tras la Guerra Civil y en los países europeos en los años posteriores a la Segunda Guerra Mundial.
2. La Comisión de Epidemias pasó a formar parte del Comité de Higiene cuando este se creó en 1923.

los Países bálticos (Barona y Bernabeu, 2008: 149). Esta fue la primera iniciativa de salud pública internacional en Europa tras la Primera Guerra Mundial, en la que, junto a la Sociedad de Naciones, intervino la Fundación Rockefeller (FR), organización privada estadounidense de carácter filantrópico que se había creado en 1913 y que continuó colaborando y prestando asesoramiento técnico en las campañas que promovió más tarde la Organización de Higiene de la Sociedad de Naciones (OHSDN) (Barona, 2015: 133). En este contexto, en 1922, se celebró en Varsovia la Conferencia Sanitaria Internacional, a petición de Polonia y fomentada por la SDN, en la que intentaron coordinar las políticas frente a las epidemias (Barona y Bernabeu, 2008: 149). Por su parte, la FR se interesó por Europa a través de la International Health Board (International Health Division, desde 1927). Consideró que, frente a la miseria y a las epidemias masivas existentes tras la Primera Guerra Mundial, la salud internacional demandaba un nuevo tipo de organización (Weinding, 2000: 16).

También en 1922 se constituyó el Comité Provisional de Higiene en Ginebra. Poco después, en la Cuarta Asamblea de la Sociedad de Naciones, celebrada en septiembre de 1923, se aprobó el estatuto de la nueva Organización de Higiene internacional, de acuerdo con la propuesta efectuada por el Comité Permanente de la Oficina Internacional de Higiene Pública. Desde su creación en 1923, la Organización de Higiene de la Sociedad de Naciones estuvo compuesta por el Comité de Higiene (CH) y el Consejo Consultivo que era el Comité Permanente de la Oficina Internacional de Higiene Pública de París[3]. La Organización de Higiene de la SDN también contaba con una Sección de Higiene[4] que estaba integrada en el secretariado de la SDN. El Comité de Higiene, a

3. El Comité Permanente de la Oficina Internacional de Higiene Pública de París estaba formado por representantes de 52 Gobiernos y se encargaba de preparar convenios internacionales, proponiendo a los Gobiernos su adopción, así como de vigilar el Convenio Sanitario Internacional de 1926.

4. La Sección de Higiene estaba compuesta por higienistas, epidemiólogos y estadísticos de diversos países. Realizaba los trabajos aprobados por el Comité, obtenía la documentación de las diversas comisiones, preparaba las conferencias y los viajes de estudio, y servía de enlace entre los investigadores dedicados a los mismos problemas.

su vez, estaba constituido por unos 20 miembros que se reunían dos veces al año y marcaba la orientación de las políticas sanitarias de la SDN. Se designó inicialmente como director médico a Ludwik Rajchman[5] (Barona y Bernabeu, 2008: 150). El CH se convirtió en uno de los pilares más sólidos y eficaces en las políticas de la SDN (Barona, 2015: 134). Sus miembros tenían que ser expertos en salud pública y dirigentes en los servicios de sanidad de los diferentes países y eran elegidos por razones técnicas y no por representación política. Actuaban mediante el establecimiento de comisiones de expertos[6] (Barona y Bernabeu, 2008: 151).

A partir de julio de 1924 el CH comenzó a publicar informes anuales que reflejaban toda su actividad y la de sus comisiones, elaborados a partir de las actas de las sesiones celebradas y de otra documentación de la organización sanitaria internacional, como informes publicados, manuales, etc. Esta información nos permite, entre otras cosas, conocer cómo se fue articulando el CH. Según consta en su primer informe anual, fechado el 23 de julio de 1924, correspondiente a los años 1923-1924, se informaba que el 27 de octubre de 1923 habían sido elegidos los siguientes nueve miembros del CH: George Buchanan, H. Carrière, A. Granville, Alberto Lutrario, P. Mimbela, Lucien Raynaud, Ricardo Jorge, y un miembro japonés (el dóctor Miyako Tsurumi). Por otro lado, se indicaba que el Consejo de la Sociedad de Naciones había designado otros seis miembros, que fueron Léon Bernard, Carlos Chagas, Joseph Jitta, Thorvald Madsen, Donato Ottolenghi y Gustavo Pittaluga, así como cuatro miembros adicionales: Witold Chodzko, Bernhard Nocht, Alice Hamilton y Jean Cantacuzène. Este último como representante del Comité Internacional de la Cruz Roja y de la Liga de Sociedades de Cruz Roja. Este Comité fue designado en sus funciones por tres años, donde se eligió al danés Madsen

5. Ludwik Rajchman fue un médico y bacteriólogo de origen polaco. Recibió formación en el Instituto Pasteur.

6. Las comisiones más importantes fueron la Comisión Permanente para la Estandarización de Productos Biológicos, la Comisión del Paludismo, la Comisión de la Lepra, el Comité para la Protección a la Maternidad, el Comité para la Higiene de Niños en Edad Escolar y Adolescentes, el Comité para la Lucha contra la Tuberculosis y el Comité de Enfermedades Venéreas (Barona y Bernabeu, 2008: 151).

presidente del CH y el presidente de la Oficina Internacional de Higiene Pública como su vicepresidente[7].

El interés del Comité de Higiene por la formación de los expertos en salud pública comenzó cuando aún era un organismo provisional, porque los consideraba agentes fundamentales para las políticas de salud y uno de los pilares de la colaboración sanitaria nacional e internacional (Barona, 2015: 135). Esta intervención que planteaba el CH estaba relacionada con otras operaciones de la International Health Board de la Fundación Rockefeller[8] como su política de becas para la formación de expertos[9]. En efecto, el CH contó con el apoyo técnico y económico de la FR, con quien había firmado una serie de acuerdos que se ratificaron en la 19ª sesión del Consejo de la SDN de 20 de julio de 1922, celebrada en Londres[10].

La formación de los expertos en salud pública se planteó mediante el desarrollo de varias líneas de actuación, entre las que cabe destacar: la creación de una Comisión de Formación de Salud Pública y la puesta en marcha de un programa de intercambio de personal sanitario y de becas individuales para financiar viajes de estudio e investigación para personal sanitario especializado (Barona, 2015: 135).

3. LA COMISIÓN DE FORMACIÓN EN SALUD PÚBLICA

El 20 de febrero de 1924, se aprobó la creación de una comisión permanente que se llamó Commission on Education in Hygiene and Preventive Medicine. Esta comisión también es citada en varios documentos bajo los nombres de Commission Public Health

7. A estos miembros se fueron sumando otros participantes.
8. La Fundación Rockefeller había financiado la Escuela de Salud Pública de la Universidad Johns Hopkins, Baltimore, que estaba dirigida por el profesor William H. Welch, United Nations Archives at Geneva (ASN), Doc. CH 225 (1924: 7).
9. El lema que dirigía esta iniciativa era "La higiene es ante todo una cuestión de educación" y esta no solo se atenía a los ciudadanos, sino también a las autoridades nacionales y a los funcionarios de salud (Barona, 2015: 135).
10. ASN, Doc. CH 25 (1922: 1).

Instruction o Commission on Public Health Training. Nosotras la citaremos en adelante como Comisión de Formación en Salud Pública (CFSP). Se nombró como presidente al francés Léon Bernard, profesor de la Universidad de París, que tuvo gran protagonismo en la creación de la Organización de Higiene de la SDN, y quedó integrada por siete miembros, entre los que se encontraba el médico español Gustavo Pittaluga, que ya era miembro del CH (Barona y Bernabeu, 2008: 176). El objetivo de la Comisión era conseguir que la formación en salud pública supusiera un progreso de la higiene aplicada[11].

TABLA 1

MIEMBROS DE LA COMISIÓN DE FORMACIÓN EN SALUD PÚBLICA

Presidente	Léon Bernard
Miembros	Jean Cantacuzene Witold Chodzko Ricardo Jorge Thorvald Madsen Donato Ottolenghi
Expertos	Andrew Balfour. Director de la Escuela de Higiene y Medicina Tropical de Londres Alfred Grotjahn. Profesor de Higiene Social. Universidad de Berlín George Newman. Director médico jefe del Ministerio de Salud. Londres Andrija Stampar. Director de los Servicios de Salud en el Ministerio de Salud Pública. Reino de Serbia, Croacia y Eslovenia William Henry Welch Director de la Escuela de Salud Pública de la Universidad Johns Hopkins. Baltimore

Fuente: Elaboración propia a partir del informe anual del Comité de Higiene de 1925 (ASN. Doc. CH 442. 1926: 4).

En esa misma reunión del 20 de febrero de 1924 y para llevar a cabo un trabajo de "Investigación sobre la formación en Higiene y Medicina Social en los distintos países", la Sección de Salud decidió nombrar un subcomité para que analizara la documentación que había sido recopilada ya sobre la formación en higiene y medicina social en los diferentes países de Europa, América y Japón[12]. Este

11. ASN, Doc, CH 225 (1924: 1).
12. La creación de dicho subcomité se justificó con estas palabras: "Y para hacer esta investigación, ampliando su alcance tanto como sea necesario, y haciendo recomendaciones a favor de los cursos de estudio que, en su opinión, tengan más probabilidades de rendir el mayor valor en la educación de salud pública, tanto desde el punto de vista científico como práctico" (ASN, Doc. CH 192, 1924: 5).

subcomité estaba formado por Léon Bernard (presidente), el danés Thorvald Madsen[13] y el médico polaco Witold Chodzko, pero se solicitó también el apoyo del profesor William H. Welch, director de la Escuela de Salud Pública de la Universidad Johns Hopkins (Baltimore), que se convirtió *de facto* en miembro del subcomité[14].

En septiembre de 1924, la CFSP se volvió a reunir en Ginebra. En ella, el presidente recordó el objetivo de la Comisión y los fundamentos en los que se basaba. Insistió, por un lado, en que "sin la formación de un cuerpo de expertos cualificados la salud pública era imposible" y, por otro, en que "si [fallaba] la colaboración de un cuerpo médico fuerte con la moderna realización de los objetivos y métodos de medicina preventiva, los esfuerzos de los expertos en salud pública serán ineficaces". De ahí que fuera necesario elegir los mejores métodos para la formación de expertos en salud pública, para que estos, al inculcar en los médicos la importancia de la higiene, lograsen que estos profesionales de la medicina contribuyeran a cambiar los hábitos y las costumbres de la población mediante la introducción de la práctica de la higiene[15].

En esta línea, el profesor Bernard presentó un informe en el que proponía un programa de formación en Salud Pública escalonado en diferentes grados o niveles, tal y como se había dividido en Francia, y que diferenciaba:

- Un primer grado de formación en higiene, que tenía como objeto enseñar los hábitos de la higiene y, por tanto, debía ser introducida en todos los estamentos de la educación y en todas las clases sociales. Este nivel formativo exigía la instrucción previa del profesorado de todos los niveles educativos[16].

13. Thorvald Madsen era médico bacteriólogo y entonces director del Statens Serum Institut de Copenhague.
14. ASN, Doc. 192 (1924: 5-6). La Escuela de Salud Pública de la Universidad Johns Hopkins (Baltimore) era el modelo inspirador para el CH.
15. ASN, Doc, CH 225 (1924: 1-2).
16. Según indicó Léon Bernard, este trabajo había comenzado en Francia con el doctor Marchoux y se venía realizando en sucesivas generaciones en los colegios franceses.

- El segundo grado de formación en higiene comprendía la formación en salud pública efectuada en las universidades y destinada preferentemente a los estudiantes de medicina. Aunque se debía considerar también proporcionar formación a los estudiantes de arquitectura, ingeniería y de farmacia. No obstante, juzgaba que se debería empezar por su introducción en los planes de estudio de Medicina. Esta priorización la justificaba Bernard no solo por la indiferencia de la población en temas de higiene, sino por la ignorancia y casi una deplorable hostilidad de la profesión médica en muchos países hacia los temas de salud pública y de medicina social[17].
- El tercer nivel formativo en higiene correspondía al proporcionado a los médicos especializados en medicina preventiva, que debían incorporarse en organismos o instituciones destinadas a la salud pública. También se debía contar con expertos especialistas en la formación de esta disciplina: la colaboración mutua de ambos especialistas era urgente. De ahí que se viera necesario crear expertos cualificados en salud pública que debían asumir sus responsabilidades y a estos expertos les correspondía la formación superior en salud pública. Ese tipo de formación ya había sido incorporada en varias universidades del mundo en diferentes formas, pero le parecía más perfecta la introducida en la Universidad Johns Hopkins gracias a la financiación de la Fundación Rockefeller[18].

El presidente de la CFSP planteó la necesidad urgente de analizar diferentes tipos de organizaciones de salud pública, en relación con las vías empleadas para la formación en dicho ámbito, y que la Comisión debería concentrarse en ese punto para llegar a conclusiones sobre los métodos a aplicar en esta formación superior en salud pública. Consideraba imprescindible que se prestara

17. El profesor Bernard destacaba la importancia de mostrar a la clase médica que la práctica de la medicina preventiva no era antagonista de la medicina curativa. Si se lograba convencer de ello, entendía que se demandaría una revisión de la posición de la salud pública en los planes de estudio de las universidades.
18. ASN, Doc, CH 225 (1924: 2-5).

atención a las diferencias nacionales sobre las condiciones que debía regir dicha formación, así como a las condiciones relativas a la educación de la población, a la buena voluntad de las autoridades, a las necesidades del país y a la organización sanitaria[19]. Era por eso por lo que pidió apoyo y solicitó que se llevara a cabo una investigación para hacer una comparación crítica, prestando atención al grado de idoneidad de cada una de las experiencias con las condiciones del país donde habían sido ejecutadas. Se acordó distribuir los países objeto de esta investigación entre los miembros de la Comisión como se muestra en la tabla 2.

TABLA 2

PROPUESTA DE DIVISIÓN DE LA INVESTIGACIÓN ENTRE LOS MIEMBROS DE LA COMISIÓN DE FORMACIÓN EN SALUD PÚBLICA

MIEMBRO DE LA COMISIÓN	PAÍSES SOBRE LOS QUE VA A ANALIZAR SU MODELO DE FORMACIÓN EN SALUD PÚBLICA
Léon Bernard	Francia Portugal Sudamérica España
Witold Chodzko	Austria Estados de los Balcanes Grecia Polonia Rumanía
Thorvald Madsen	Finlandia Escandinavia
George Newman	Dominios Británicos Alemania Gran Bretaña Países Bajos Irlanda
Dorato Ottolenghi	Bélgica Hungría Italia Suiza
Andrija Stampar	Rusia Yugoslavia
William Henry Welch	China Japón Norteamérica

Fuente: Elaboración propia a partir de ASN, Doc. CH 225 (1924: 10).

19. ASN, Doc. CH 225 (1924: 6).

También se destacó los programas de intercambios y de becas organizados por el CHSDN en los que participaba la Fundación Rockefeller por considerar que proporcionarían igualmente información importante para la investigación que se iba a efectuar[20].

En 1925, los miembros de la CFSP contaban con los primeros resultados de la investigación sobre los sistemas de formación de salud pública en las universidades y escuelas técnicas de varios países. Ricardo Jorge escribió un informe sobre Países Bajos; el profesor Ottolenghi, sobre Suiza y Siria; Thorvald Madsen, sobre Suecia y Noruega, y Chodzko, sobre Dinamarca y Rumanía. Por su parte, Léon Bernard había visitado Brasil, Argentina y Uruguay, y en la sesión de octubre de 1925, se presentó un informe de George Newman[21]. También en esta sesión, Czeslaw Wroczynski, director del Servicio de Salud polaco, invitó a la Comisión de Formación en Salud Pública a tener la próxima reunión en la Escuela Estatal de Higiene que estaba anexa al Instituto Estatal de Higiene de Polonia. La Comisión aceptó y decidió realizar además un estudio comparativo de los planes de estudio establecidos en las nuevas escuelas de higiene que se habían abierto en Belgrado, Londres, Praga, Varsovia y Zagreb. También se acordó que Madsen presentara las observaciones sobre la formación en salud pública en las universidades suecas[22].

La reunión se celebró, en efecto, en Varsovia en abril de 1926 con motivo de la apertura de la Escuela Estatal de Higiene. El interés se centró en conseguir la información más completa que fuera posible sobre los programas de trabajo de las escuelas de higiene, especialmente sobre los cursos de higiene. Se decidió también organizar reuniones entre los directores de las diferentes escuelas de higiene[23] para propiciar el intercambio de puntos de vista y de experiencias individuales que pudieran enriquecer el debate y beneficiar al conjunto para mejorar la preparación en salud pública en los diferentes países[24].

20. ASN, Doc. CH 225 (1924: 8-9).
21. El informe completo está recogido en el documento ASN, Doc. CH 375 (1925).
22. ASN, Doc. CH 442 (1926: 31-32).
23. La información sobre esta reunión de directores se encuentra en ASN, Doc. CH 471 (1926).
24. ASN, Doc. CH 529 (1927: 19).

En 1927, se celebró otra sesión de la CFSP promovida por la apertura de nuevos institutos y escuelas de salud pública en Budapest y Zagreb, que tuvo lugar entre el 29 de septiembre y el 4 de octubre. A ella asistieron los directores de las escuelas de higiene de Berlín, Budapest, Praga, Río de Janeiro, Varsovia y Zagreb, miembros de la Comisión y de la Fundación Rockefeller. Resulta interesante señalar que los temas que se debatieron fueron: 1) los programas de las escuelas de salud pública, 2) las relaciones de las escuelas de salud pública con las universidades y las Administraciones de salud pública y 3) la captación de estudiantes para las escuelas de salud pública y la cooperación entre las distintas escuelas. Esta temática es un exponente del trabajo que la Comisión había ido realizando y de los polos de interés, que evidenciaban también las dificultades que se estaba encontrando en la materialización de la idea inicial de promover una formación especializada y estandarizada en salud pública en los diferentes países.

Esto se pone de relieve de modo más evidente en las conclusiones, que están recogidas en el documento del CH 661 del Archivo de la Sociedad de Naciones y del que destacamos seguidamente algunas de ellas. Una de las conclusiones era que "no [era] posible estandarizar los programas de las escuelas de salud pública debido a sus diferencias y a sus divergentes condiciones locales". En este sentido, se concluía también que, dado que "las escuelas sirven a su comunidad, los métodos para aplicar los principios generales y el número, duración y estándar de los temas que se enseñan pueden variar según las condiciones locales". Otra importante conclusión tenía que ver con la procedencia del alumnado, que había variado ligeramente desde el planteamiento inicial, acordándose ahora que los estudiantes podían "ser reclutados desde las filas de médicos oficiales, médicos de aseguradoras, de práctica privada y trabajadores sociales". Entre las conclusiones se insistía en subrayar "la importancia de utilizar las escuelas de salud pública como órganos técnicos de la Administración sanitaria central" y en que "el trabajo científico y experimental en las escuelas debería estar principalmente relacionado con los problemas prácticos y de gestión de la salud pública". A la vez se planteaba que "las escuelas podrían tener cierta autonomía" y "se mostró mucho interés en la posibilidad de utilizar las escuelas como centros para formación popular de la higiene". A la vista de lo expuesto en la Conferencia, la Comisión mantenía la opinión general de que sería un error adoptar cualquier sistema de formación rígido[25].

Sin embargo, se percibió una cierta decepción durante la decimotercera sesión del Comité de Higiene (1928), cuando el presidente de la Comisión de Formación en Salud Pública presentó un memorando sobre la labor realizada[26]. En él se lamentó de no haber encontrado un método para asegurar la cooperación entre las escuelas de higiene en un programa común de estudio, habiendo sido este uno de los primeros objetivos de la Comisión. En esta sesión se aprobaron dos propuestas relacionadas con la Comisión de Formación en Salud Pública. Una de ellas era que esta Comisión había sido "elegida por el CH para asesorar al director del Instituto Internacional de Educación Cinematográfica, establecido en Roma, sobre el valor y la composición de las películas sobre temas relacionados con la higiene". La otra era "la designación de un comité de redacción para analizar y resumir la información reunida, en particular la relacionada con la higiene"[27]. La CFSP, para entonces, había establecido un programa de salud pública para expertos en salud, médicos y personal auxiliar (tabla 3), tras haber visitado diferentes escuelas y haberse reunido mucha información.

TABLA 3

REQUERIMIENTOS MÍNIMOS PARA LA FORMACIÓN DE MÉDICOS OFICIALES SANITARIOS

FORMACIÓN EN LA ESCUELA	TRABAJO DE CAMPO
a. Temas fundamentales aplicados a la higiene • Fisiología • Química y física (conferencias y trabajo de laboratorio) • Bacteriología, Inmunología y serología, parasitología y entomología (conferencias y trabajo de laboratorio)	Opinión de la Comisión

25. ASN, Doc. CH 682 (1928: 51-53).
26. ASN, Doc. CH 759 (1928).
27. ASN, Doc. CH 783 (1929: 45).

TABLA 3

REQUERIMIENTOS MÍNIMOS PARA LA FORMACIÓN DE MÉDICOS OFICIALES SANITARIOS (CONT.)

FORMACIÓN EN LA ESCUELA	TRABAJO DE CAMPO
b. Formación clínica en el diagnóstico y tratamiento de enfermedades infecciosas agudas	a. El trabajo de campo organizado debería ser una parte esencial del curso de formación de oficiales sanitarios
c. Saneamiento aplicado a viviendas, comunidades rurales y urbanas	b. Debería comprender, al menos, tres meses (un tercio de la totalidad del curso)
d. Estadísticas vitales, aplicadas a la higiene (conferencias y trabajo práctico) • Epidemiología (conferencias y trabajo práctico)	c. Los estudiantes deberían tomar parte activa en todas las ramas del trabajo de campo • En el trabajo de organizaciones de higiene social • Trabajos de saneamiento • Administración de la salud pública • Trabajos en propaganda sanitaria, en general
e. Sociología elemental • El medioambiente y las condiciones sociales en relación con la salud y la enfermedad • Eugenesia • Educación física	d. Es conveniente que los médicos sanitarios a quienes se asignan los estudiantes para su formación de campo estén adscritos a la Escuela de Higiene como miembros de su personal docente
f. Servicios sociales: servicios de dispensario (prematrimonial, prenatal, maternidad, bienestar infantes y niños, salud escolar, orientación vocacional, tuberculosis, enfermedades venéreas, cáncer, alcoholismo, cuidado del física y mentalmente deficiente y el pobre). También otros servicios que puedan requerir las condiciones locales, por ejemplo: malaria, lepra, tracoma, etc.	
g. Higiene industrial	
h. Hospitales y otros servicios médicos organizados	
i. Seguros sociales	
j. Legislación en salud pública y administración	
k. Formación de métodos de propaganda de la salud	

Fuente: Elaboración propia a partir de los datos de la League of Nations (1930: 11-13).

En mayo de 1930, tuvo lugar en París la tercera reunión de directores de escuelas de higiene, cuyos debates fueron de interés e impactaron también el contenido de la Conferencia de Dresde, que se celebró en julio de ese mismo año. En ella, se adoptaron las conclusiones que comentaremos seguidamente, que recogían parcialmente algunas aprobadas en reuniones previas y mostraban algunos cambios efectuados, como se puede detectar en el siguiente listado:

- Está definitivamente establecido el valor de las escuelas de higiene como parte integrante del aparato de salud pública. Deben establecerse como organismos autónomos.
- Debido a la variedad de condiciones locales, no ha sido posible establecer una estrecha relación entre la escuela de higiene y la universidad, pero es conveniente incluir profesores universitarios entre el personal.
- Las principales funciones de las escuelas de higiene son la investigación y la docencia, pero en algunos países la propaganda en salud pública también está incluida en estas instituciones.
- La investigación es esencial para mantener la atmósfera científica. No obstante, no puede estar sobrevalorada ni por alumnos ni por profesores y, obviamente, se ocupa principalmente de asuntos de importancia práctica para el país.
- En algunos países se ha considerado factible que la escuela de higiene supervise, o incluso asuma, funciones ejecutivas en relación con el trabajo de salud pública de un distrito o una unidad más grande del país; en áreas de demostración de salud se reconoce plenamente su valor tanto para la comunidad como para el trabajo de enseñanza de la escuela. En cualquier caso, toda escuela de higiene debe tener a su disposición, para fines de formación, uno o más centros de salud o áreas de demostración de salud, que pueden estar o no bajo el control administrativo de la escuela[28].

En noviembre de 1937 se organizó en Ginebra otra reunión de los directores de institutos y escuelas de sanidad en la que intervino el director de la Escuela Nacional de Sanidad de Madrid, Gustavo Pittaluga, que presentó un exhaustivo informe sobre el funcionamiento y la estructura de dicha institución (Barona y Bernabeu, 2008: 164). El objetivo principal de dicha reunión era examinar los estudios realizados por los distintos institutos y escuelas, y el

28. Segunda reunión de directores de escuelas de higiene (Dresde, 14 de julio de 1930), "Conclusiones", ASN, Doc. CH 880 (1930: 17-18).

futuro programa de actividades. La noticia de la reunión figuró en el informe de la 27ª sesión del CH, celebrada en febrero de 1938[29], que también incluyó información del *Informe general sobre institutos y escuelas de higiene*, sobre los métodos de formación y los programas de trabajo en los principales institutos y escuelas nacionales de higiene en Europa, que presentaron Jameson[30], Pittaluga y Stampar[31], revisando y actualizando otro previo presentado por el médico alemán Carl Prausnitz[32].

El informe presentado en la reunión de directores contemplaba cuatro temas relevantes:

1. La organización y las instalaciones técnicas.
2. Los diferentes tipos de institutos y escuelas.
3. El papel de los institutos y escuelas de higiene: formación, investigación[33], actividades prácticas en salud pública y propaganda educativa[34].
4. La colaboración práctica con las autoridades sanitarias[35].

Para conseguir su objetivo de formación de expertos en salud pública, el Comité de Higiene utilizaba, además de la información recogida por los miembros de la CFSP, todos los testimonios aportados en los informes de los participantes en los intercambios de personal sanitario y de aquellos que realizaban viajes individuales para investigación y estudio.

29. ASN, Doc. CH 1319 (I) (1938: 3).
30. Jameson era profesor de la Escuela de Higiene y Medicina Tropical de Londres.
31. Stampar era director de los Servicios de Salud, Ministerio de Salud Públicam Reino de Serbia, Croacia y Eslovenia.
32. Carl Prausnitz era profesor y director del Instituto de Higiene de la Universidad de Breslau.
33. Se insistía en que debía tratarse de trabajo de investigación independiente, de carácter puramente científico y que estuviera relacionado con los problemas cotidianos de la salud pública (ASN, Doc. CH 1305, 1937: 4).
34. En este sentido, se señalaba que los institutos y escuelas debían participar en la educación sanitaria de los niños, tanto a través de su propio personal como de sus graduados. Asimismo, debían ayudar a los organismos oficiales y voluntarios en sus esfuerzos por promover la educación sanitaria (ASN, Doc. CH 1305, 1937: 5).
35. Con el objetivo de asesorar sobre todas las cuestiones relacionadas con la salud y el bienestar social y de mantener una estrecha colaboración entre los institutos y las instituciones de seguro, asistencia y protección social desde todos los puntos de vista (ASN, Doc. CH 1305, 1937: 4).

Este extenso trabajo coordinado por el secretariado de la SDN produjo una gran cantidad de informes de gran interés que pueden ser objeto de futuras investigaciones[36].

4. LOS INTERCAMBIOS DE PERSONAL SANITARIO

El Comité de Higiene, con el apoyo y la financiación de la FR, en su objetivo de formación de expertos en salud pública, apostó por la puesta en marcha de programas de intercambios de personal sanitario y la concesión de becas individuales de estudio. El valor que otorgaron a estos instrumentos queda bien reflejado en las siguientes palabras extraídas del primer informe anual del Comité de Higiene de la Sociedad de Naciones al Comité Permanente de la Oficina Internacional de Higiene Pública en julio de 1924[37]: "El objeto de los intercambios es establecer contacto entre el mayor número posible de funcionarios de salud pública de diferentes países para que puedan adquirir experiencia de los métodos empleados por los servicios de salud pública de otros países, establecer relaciones personales entre esos servicios y ampliar así las oportunidades de comparación, reflexión y progreso".

Esta estrategia impulsada por las principales autoridades de la SDN permitiría mejorar el sistema de intercambios de los funcionarios de sanidad, mediante la recuperación de los llamados viajes de estudio para los inspectores de sanidad (u oficiales sanitarios), cuyo objetivo final era que se integraran en el trabajo de otra Administración sanitaria diferente a la suya por un periodo de tiempo fijado (Barona, 2015: 137).

Este programa de intercambio sanitario se fue diseñando desde mediados de mayo de 1922. De hecho, durante las negociaciones previas a la firma del acuerdo con la FR, el esquema que el

36. Solo en el año 1925, se elaboraron informes sobre Países Bajos (Ricardo Jorge), sobre Suiza y Siria (Ottolenghi), Suecia y Noruega (Madsen) y sobre Dinamarca y Rumanía (Chodzko). Y sobre la visita de Léon Bernard a Brasil, Argentina y Uruguay.

37. ASN, Doc. 214 (1924: 9).

CH sugirió a Wickliffe Rose estaba limitado al modelo que se probaría en Bruselas en otoño de 1922, con la participación de solo 23 funcionarios sanitarios. La idea era extender esta actividad a gran escala mediante la organización de cuatro cursos al año, cada uno de ellos destinado a recibir 50 médicos, contando con seis profesores y el establecimiento de un sistema de becas de estudio, limitado a aquellos países europeos que quisieran participar[38].

En ese proceso de diseño del programa, creemos relevante destacar también el informe que presentó el doctor Lutrario (en esos momentos director general de Salud Pública de Italia) al Comité de Higiene de la SDN el 15 de agosto de 1922, que recogía el sentir del CH, repasaba los gastos que esta iniciativa entrañaría, vislumbraba algunas dificultades en su cofinanciación por los países europeos para complementar la aportación de la FR y del CH, y, aunque era partidario de esperar el resultado de la primera edición del programa centralizado en Bruselas, planteaba su propia propuesta a futuro con la introducción de algunos cambios. Lutrario dejaba claro la unanimidad existente dentro del CH sobre el gran valor que poseían los intercambios de personal sanitario, pero también las divergencias presentes sobre las modalidades que permitirían su materialización[39].

Para este médico, la valía del programa reposaba sobre el papel de "actores" del personal sanitario participante, porque serían "elementos de acción en los servicios sanitarios" en los que se debían integrar y no pasivos, como cuando únicamente se recibían cursos. Esta posición activa les permitiría conocer profundamente el servicio con sus defectos y puntos positivos, desde una perspectiva múltiple (sanitaria, social, económica, jurídica, educativa...), las estrategias desplegadas y los resultados sanitarios obtenidos. De este modo, se obtendría un primer beneficio claro, que era mejorar considerablemente la preparación y especialización del personal sanitario de los países participantes y que no era alcanzable por otra vía. Además, se crearía un espíritu de cuerpo

38. ASN, Doc. CH 23 (1922: 4-5).
39. ASN, Doc. CH 33 (1922).

que facilitaría el acercamiento y la solidaridad individual, que se extendería a las Administraciones y los servicios sanitarios, desarrollando una relación de confianza recíproca que, en su opinión, era "el fundamento, la piedra angular de una verdadera profilaxis [sanitaria] internacional"[40].

El primer intercambio de personal sanitario, considerado como el primer ensayo del programa, tuvo lugar entre octubre y diciembre de 1922 en Bruselas e Italia, siguiendo el formato inicial del CH, que incluyó las siguientes fases:

- Los médicos participantes fueron recibidos en Bruselas, donde realizaron una serie de cursos entre el 8 de octubre y el 4 de noviembre.
- Luego viajaron a Roma, donde asistieron del 7 al 13 de noviembre a conferencias y visitas organizadas por el doctor Lutrario.
- Después, y hasta el 18 de diciembre, viajaron por distintos países donde realizaron una "estancia individual".
- Finalmente, y antes de regresar a sus países de origen, los médicos participantes se reunieron en Ginebra del 18 al 21 de diciembre de 1922 para exponer sus opiniones sobre la organización del intercambio y sobre la experiencia adquirida en el programa. De este modo, el CH podía reunir la información necesaria para evaluar el resultado de este primer ensayo[41].

La evaluación del desarrollo y evolución de estos intercambios de personal sanitario requeriría una investigación profunda y detallada que no forma parte del objetivo del presente trabajo, pero que desde luego tiene un gran interés. Por el momento, lo que sí juzgamos relevante es reseñar muy brevemente algunos datos. Sabemos que esta iniciativa tuvo un fuerte desarrollo durante

40. ASN, Doc. CH 33 (1922: 8-9).
41. ASN, Doc. CH 40 (este documento solo tiene dos páginas y no tiene fecha. Se expresa en pasado y, dado que el intercambio finalizó el 21 de diciembre, es posible que sea de 1923).

la década de 1920 de la pasada centuria. En 1923 tomaron parte en los intercambios 92 médicos oficiales sanitarios de 18 nacionalidades y en 1924 lo hicieron 127. De ahí que, en ese año, representaban una actividad clave del trabajo del CHSDN que esperaban que tuviera continuidad. De hecho, Ludwik Rajchman y las autoridades de la SDN los consideraron como un programa permanente y esperaban que se beneficiarían de él más de 300 participantes de la mayor parte de los países europeos antes de que finalizara el año 1925 (Borowy, 2009: 191).

Como ejemplo de los intercambios de personal sanitario, presentamos en la tabla 4 los realizados en los primeros años.

TABLA 4

INTERCAMBIO DE PERSONAL SANITARIO (1922-1924). ACTIVIDADES GENERALES DE SALUD PÚBLICA

FECHA DE INICIO	FECHA DE FINALIZACIÓN	PAÍSES VISITADOS	Nº DE PARTICIPANTES	Nº DE PAÍSES REPRESENTADOS	CONFERENCIA FINAL
9 de octubre de 1922	18 de diciembre de 1922	Bélgica Italia Polonia Países Bajos	21	7	Ginebra, 17 y 18 de diciembre de 1922
24 de febrero de 1923	12 de abril de 1923	Inglaterra	29	16	Ginebra, del 16 al 18 de mayo de 1923
14 de abril de 1923	15 de mayo de 1923	Austria			
23 de septiembre de 1923	31 de diciembre de 1923	Estados Unidos	18	16	Ginebra, del 27 al 31 de diciembre de 1923
1 de febrero de 1924	12 de abril de 1924	Gran Bretaña	19	17	Ginebra, del 12 al 17 de abril de 1924
24 de abril de 1924	30 de mayo de 1924	Países Bajos	24	21	Ginebra, 16 de julio de 1924
1 de junio de 1924	16 de julio de 1924	Dinamarca			
10 de agosto de 1924	20 de septiembre de 1924	Suiza	20	13	Ginebra, del 17 al 20 de diciembre de 1924

Fuente: Elaboración propia a partir del informe anual CH 1925 (ASN, Doc. CH 442, 1926: 175).

Algunas de las propuestas de cambio planteadas por Lutrario en 1922 parece que se llevaron a cabo, como el diseño temático de los cursos y actividades por la organización sanitaria internacional, en vez de ser una elección de los sanitarios que participaban en el intercambio. En efecto, desde 1923 algunas de estas actividades se concibieron para temas específicos, como las políticas y las campañas de lucha contra la tuberculosis, la promoción de la higiene infantil, la introducción de la higiene escolar, la organización de las unidades de Administración de salud locales y nacionales tales como estaciones sanitarias en los puertos y la puesta en marcha de servicios de estadísticas demográficas y epidemiológicas. Con ello, se consiguió crear una red de líderes en salud pública que daba visibilidad y capacidad de influencia a la SDN y a la FR (Barona, 2015: 138).

Otra sugerencia adoptada fue el desempeño de un papel más activo por parte del CH en varios aspectos, como el diseño del programa, la elección de países participantes y la selección de participantes[42]. Con respecto a estas cuestiones, el primer informe anual, correspondiente a 1923-1924, puso de manifiesto que, con frecuencia se pedía al CH que evaluaran los intercambios[43]. Al objeto de poder llevar a cabo esta valoración, el Comité, en su reunión del 14 de febrero de 1924, elaboró una guía con las principales cuestiones a acordar[44]:

- ¿Deben incluirse especialistas o funcionarios de salud pública sin cualificaciones especiales?
- ¿Deberían adoptar la forma de misiones individuales únicamente o deberían organizarse intercambios colectivos?
- ¿Qué cualificaciones deben poseer los candidatos y cómo deben ser seleccionados?
- ¿Cada viaje de estudios debe abarcar uno o varios países y cómo deben seleccionarse estos?
- ¿Cuánto tiempo debe durar el intercambio y qué preparativos y disposiciones deben realizarse para ello?
- ¿Cuántas personas deben participar en los intercambios?

42. ASN, Doc. CH 33 (1922: 16).
43. ASN, Doc. CH 214 (1924: 10).
44. ASN, Doc. CH 192, anexo 1 (1924: 7-8).

La respuesta a estas preguntas, relativas a las condiciones de los intercambios de personal sanitario, condujo al establecimiento de las reglas siguientes:

1. En la selección de candidatos, se debían considerar las siguientes categorías y acciones:
   - Oficiales sanitarios junior. Sus necesidades y peticiones serían atendidas por el Consejo de Salud Internacional de la FR.
   - Los intercambios de la Organización de la Salud de la Sociedad de Naciones estaban especialmente destinados a oficiales de salud pública que ocuparan puestos de responsabilidad.
   - Ingenieros, arquitectos y funcionarios sanitarios superiores al servicio de los departamentos de Salud Pública[45].
2. En cada país, era muy importante, por un lado, la preparación de una lista de los puestos cuya importancia para la salud pública hiciera a sus ocupantes particularmente idóneos como candidatos para los intercambios y, por otro lado, de los funcionarios que ocupasen dichos puestos y que pudieran considerarse elegibles como candidatos. Además, se debía valorar la idoneidad de dichos candidatos para intercambios generales o especiales, o para misiones individuales, considerando, por un parte, las necesidades de la Administración de salud pública del país y, por otra, las calificaciones del funcionario interesado.
3. Los intercambios generales y especiales deberían seguir el siguiente esquema general:
   - Un estudio previo durante el cual el visitante debía recibir información sobre la organización de salud pública del país que iba a visitar.

45. En algunos intercambios de personal sanitario se incluía a ingenieros sanitarios, por ejemplo, en el intercambio de la India que se organizó en 1928 (ASN, Doc. CH 783, 1929: 49); en otros, como el intercambio sobre higiene rural que se realizó en 1929 en Dinamarca y Holanda, se incluyó a un veterinario y a un administrador de un distrito rural (ASN, Doc. CH 863, 1930: 44).

- Un periodo durante el cual los oficiales visitadores estarían adscritos a los departamentos de Salud Pública en grupos de no más de tres o cuatro.
- Se dedicaría un periodo a las demostraciones finales y al intercambio de opiniones, que incluiría oportunidades de debate entre los visitantes y los organizadores del país visitado, para determinar las cuestiones sobre las que se debía completar la información ya obtenida.
- Visita final a Ginebra.

4. Las misiones individuales para investigación y estudio debían cumplir los siguientes requisitos:
   - Los candidatos debían ser oficiales con experiencia capaces de elaborar informes de valor definido.
   - Los temas a estudiar debían ser de interés no solo para el propio funcionario y la Administración a la que pertenece, sino también para la Organización Internacional de la Salud y debían ser valiosos en relación con las cuestiones internacionales relativas a la protección de la salud pública.
   - Se podían efectuar estudios colectivos en uno o varios países. Estos estudios debían limitarse a temas de amplio interés, como la malaria. Para ello, se podían nombrar varios expertos calificados para estudiar el tema determinado en ciertos lugares. Al finalizar sus estudios, los expertos debían elaborar un informe conjunto.
5. Las publicaciones en conexión con los intercambios podían incluir:
   - Documentación que se enviaba previamente a las personas que participaban en los intercambios. Su elaboración correspondía al país al que se dirigían los funcionarios que se iban a realizar el intercambio y tendría información completa sobre los temas a tratar.
   - Informes preparados por los visitantes sobre los resultados de sus estudios en el extranjero. Aconsejaban que esos informes no se publicaran por los autores sin el consentimiento de la Administración sanitaria a la que

> pertenecían. En casos excepcionales y si se consideraba conveniente, dichos informes podían ser publicados por la Sección de Salud del CHSDN, pero solo si se contaba con la aprobación de los sanitarios superiores de los autores y después de consultar con las autoridades sanitarias del país en cuestión.

Ya hemos mostrado en la tabla 4 algunos ejemplos de los primeros intercambios de personal sanitario, seguidamente vamos a mostrar otros casos representativos (tablas 5 y 6) de la variedad habida con el objetivo de que los oficiales sanitarios conocieran del modo más detallado posible los servicios de salud pública y otras Administraciones sanitarias diferentes a las de sus países de procedencia. Por ejemplo, en el intercambio de Estados Unidos, los participantes se reunieron en Nueva York el 6 de septiembre de 1923, acompañados por un representante de la Sección de Salud. La primera quincena la utilizaron para realizar visitas a hospitales e instituciones de higiene y de estadísticas sanitarias. El resto de tiempo lo dividieron en dos periodos: uno en los estados del sur, fundamentalmente agrícolas, y otro en los estados del norte, predominantemente industriales. Antes de volver a Europa se volvieron a reunir en Nueva York donde se impartieron conferencias y llevaron a cabo debates sobre las impresiones recibidas, la evolución de las instituciones médicas en Estados Unidos y el papel que desempeñaban en la vida general del país. Volvieron a Europa el 7 de diciembre.

TABLA 5

INTERCAMBIO DE PERSONAL SANITARIO (1923-1924). ACTIVIDADES ESPECIALES DE SALUD PÚBLICA

FECHA DE INICIO	FECHA DE FINALIZACIÓN	PAÍSES VISITADOS	Nº DE PARTICIPANTES	Nº DE PAÍSES REPRESENTADOS	TEMAS DE ESTUDIO	CONFERENCIA FINAL
21 de mayo de 1923	15 de junio de 1923	Italia	16	11	Malaria	Ginebra, 14 y 15 de junio de 1923
6 de febrero de 1924	3 de mayo de 1924	Austria Checoslovaquia Hungría Francia Bélgica Gran Bretaña Países Bajos Suiza	16	13	Tuberculosis	Ginebra, del 1 al 3 de mayo de 1924
21 de marzo de 1924	7 de mayo de 1924	Gran Bretaña Bélgica Países Bajos	16	13	Higiene escolar	La Haya, del 7 al 10 de mayo de 1924

Fuente: Elaboración propia a partir del informe anual CH 1925 (ASN, Doc. CH 442, 1926).

En 1925 se llevaron a cabo ocho intercambios (tabla 6). De ellos nos gustaría destacar el intercambio de Gran Bretaña, porque fue organizado por un comité especial de la Sociedad Británica de Médicos Oficiales de Salud y por el Ministerio de Salud. Los participantes se dividieron en cuatro grupos y fueron asignados a cuatro distritos: Yorkshire, Wolverhampton y Staffordshire, Willesden y Middlesex, y Londres, donde los participantes estudiaron de primera mano la organización y administración de los servicios de salud pública. En marzo de 1925, antes de viajar a Ginebra para la conferencia final, se volvieron a reunir en Londres donde debatieron sobre los servicios de salud pública en Inglaterra y Gales[46].

46. Servicios de maternidad, tuberculosis, bienestar infantil, enfermedades venéreas, gestión del seguro nacional de salud en relación con la alimentación y administración sanitaria portuaria.

TABLA 6

INTERCAMBIO DE PERSONAL SANITARIO (1925). ACTIVIDADES GENERALES DE SALUD PÚBLICA

FECHA DE INICIO	FECHA DE FINALIZACIÓN	PAÍSES VISITADOS	Nº DE PARTICIPANTES	PAÍSES REPRESENTADOS	CONFERENCIA FINAL
8 de febrero de 1925	25 de marzo de 1925	Gran Bretaña: distritos de Yorkshire, Wolverhampton y Staffordshire, Willesden y Middlesex, y Londres	15	Estados Unidos Canadá Dinamarca Estonia Francia Alemania Grecia Países Bajos Italia Noruega Polonia Rusia Reino de Serbia, Croacia y Eslovenia	Ginebra, del 25 al 27 de marzo
4 de marzo de 1925	13 de junio de 1925	Cuba Estados Unidos Canadá Países Bajos Gran Bretaña	10	Argentina Brasil Colombia Costa Rica Cuba México Paraguay Perú Uruguay Venezuela	Ginebra, del 5 al 12 de julio (con un grupo procedente de Bélgica) Ginebra, del 12 al 26 de julio (con un grupo procedente de Francia) Ginebra, del 28 de julio al 8 de agosto (con un grupo procedente de Italia)
4 de mayo de 1925	24 de junio de 1925	Bélgica	15	Austria Dinamarca Danzig Francia Gran Bretaña Irlanda Italia Polonia Portugal Rusia Reino de Serbia, Croacia y Eslovenia España Suiza	Ginebra, del 22 al 24 de junio

TABLA 6

INTERCAMBIO DE PERSONAL SANITARIO (1925).
ACTIVIDADES GENERALES DE SALUD PÚBLICA (CONT.)

FECHA DE INICIO	FECHA DE FINALIZACIÓN	PAÍSES VISITADOS	Nº DE PARTICIPANTES	PAÍSES REPRESENTADOS	CONFERENCIA FINAL
4 de marzo de 1925	13 de junio de 1925	Reino de Serbia, Croacia y Eslovenia	17	Bélgica Bulgaria Checoslovaquia Francia Alemania Gran Bretaña Grecia Hungría Italia Palestina Polonia Rusia Estados Unidos	Ginebra, del 5 al 8 de julio
18 de octubre de 1925	4 de diciembre de 1925	Japón Corea Manchuria	17	Australia Burma Ceilán China Indias Orientales y Holandesas Estados Federados Malayos Hong Kong India Indochina Nueva Zelanda Filipinas Rusia Siam Establecimientos del Estrecho	Darién, 4 de diciembre

Fuente: Elaboración propia a partir del informe anual CH 1925 (ASN, Doc. CH 442, 1926: 34-37).

En cuanto a los intercambios de personal sanitario para oficiales sanitarios especializados, en 1925, se realizaron tres. Uno de ellos fue organizado conjuntamente por la Organización de Salud y la Oficina Internacional de Trabajo y el tema era la "Inspección de trabajo". La Conferencia habitual tuvo lugar al principio del intercambio en Ginebra y luego tuvieron otra en La Haya.

El intercambio de los oficiales sanitarios de los puertos del Mediterráneo fue posible porque los Gobiernos de Japón y del entonces Reino de Serbia, Croacia y Eslovenia financiaron un gran porcentaje de los gastos de transporte y alojamiento, normalmente asumido por la organización sanitaria internacional.

TABLA 7

INTERCAMBIO DE PERSONAL SANITARIO (1925). ACTIVIDADES ESPECIALES DE SALUD PÚBLICA

FECHA DE INICIO	FECHA DE FINALIZACIÓN	PAÍSES VISITADOS	Nº DE PARTICIPANTES	PAÍSES REPRESENTADOS	TEMAS DE ESTUDIO	CONFERENCIA FINAL
22 de marzo de 1925	4 de mayo de 1925	Bélgica Francia Gran Bretaña Holanda	-	Bélgica Checoslovaquia Gran Bretaña Holanda Japón Polonia Rusia Reino de Serbia, Croacia y Eslovenia Estados Unidos	Inspección de trabajo	La Haya, 4 de mayo de 1925
1925	1925	Dinamarca Suecia Noruega Escocia Inglaterra Holanda Suiza	-	Austria Bélgica Dinamarca Inglaterra Finlandia Francia Alemania Italia Noruega Escocia Suecia Suiza Estados Unidos	Médico-estadístico	Ginebra
10 de noviembre de 1925	23 de diciembre de 1925	Puertos de Barcelona, Marsella, Argelia, Génova, Nápoles, Alejandría, Port Said, Haifa, Pireo y Salonica	13	Argelia Francia Gran Bretaña Grecia Italia Reino de Serbia, Croacia y Eslovenia España Siria	Estudio de los puertos (desinfección/ desratización)	Ginebra, 22 y 23 de diciembre de 1925

Fuente: Elaboración propia a partir del informe anual CH 1925 (ASN, Doc. CH 442, 1926: 37-38).

Otros oficiales sanitarios tuvieron la oportunidad de estudiar prácticas sanitarias en otros países a través del sistema de las "misiones individuales". Estas misiones eran cuidadosamente preparadas con los países que eran visitados. Entre las misiones de 1925, cabe destacar las efectuadas por el siguiente personal:

- Dos médicos de alto rango del servicio de salud pública de Checoslovaquia, que llevaron a cabo estudios especiales en el centro y este de Europa.

- Dos oficiales del servicio médico de la India, que estudiaron ciertos problemas de bacteriología aplicada en institutos europeos seleccionados.
- Un médico suizo, que realizó un estudio general sobre los aspectos de salud pública en los seguros sociales en Europa.
- Un médico belga, que efectuó una gira por dos o tres departamentos franceses donde se habían organizado programas modelo de salud pública.

Ya hemos subrayado que el CH valoraba muy positivamente los intercambios de personal sanitario, pero su financiación era un problema, como ya había adelantado el médico italiano Lutrario en su informe al CH de agosto de 1922[47]. En 1924, los costes de los viajes aumentaron enormemente y como consecuencia de ello se redujo el número de participantes; aunque en algunas Administraciones nacionales de salud habían cubierto parte de los gastos, necesitaban más fondos. La FR aumentó su financiación de 60.000 a 100.000 dólares para 1924[48]. Para 1925 la SDN aumentó la financiación de los 50.000 iniciales hasta 150.000 francos suizos (Borowy, 2009: 191-192).

Con estos antecedentes, no nos debe extrañar que el programa de intercambios de personal sanitario comenzara a declinar en 1929, aunque todavía gozara de amplia difusión, pero la disminución de fondos hizo estragos. En ese año solo se organizaron dos intercambios que abordaron los temas de salud laboral e higiene rural. En 1932, los temas de trabajo centrales del CHSDN fueron la higiene rural y la salud pública durante la depresión y costó trabajo encontrar fondos para los intercambios de 15 participantes. En 1934, se hicieron dos intercambios sobre administración hospitalaria y fueron organizados en cooperación con la Irish Hospitals Commission y el British Committee on Hospital Construction and

47. ASN, Doc. CH 33 (1922).
48. Dada la situación económica de los países europeos, era imposible que Rajchman asegurara la financiación de las Administraciones sanitarias, por lo que la FR acordó seguir apoyando esta actividad, aunque a menor escala y de manera estrictamente temporal (Borowy, 2009: 192).

Administration. Un año más tarde, a finales de 1935, se organizó una misión colectiva a Estados Unidos, como enlace entre la Administración de salud, que parece que fue el último intercambio de esta clase.

Tal y como ha señalado Iris Borowy (2009: 203-205): "El objetivo más amplio de Rajchman de crear un espíritu transnacional sin duda habría necesitado un esfuerzo más sostenido. Mientras la depresión aumentaba, el egoísmo nacional y el nacionalismo agresivo iba en aumento, la Organización de Higiene de la Sociedad de Naciones perdió su principal herramienta para conectar a las naciones".

5. CREACIÓN Y ORGANIZACIÓN DE LA ESCUELA NACIONAL DE SANIDAD DE MADRID

Desde que comenzaron las actividades de la Organización de Higiene de la SDN, hubo expertos españoles que formaron parte de algunas comisiones. Ángel Pulido[49] fue miembro del Comité de Higiene entre 1921 y 1923, y Gustavo Pittaluga, desde 1924 a 1936. Marcelino Pascua fue funcionario de la Sección de Higiene del secretariado de la SDN entre 1928 y 1930, y A. Vila Rodríguez fue miembro del comité de expertos que informaba sobre la fumigación y desinfección de barcos y mercancías marítimas (Barona y Bernabeu, 2008: 161).

Como se ha mencionado anteriormente, la Escuela Nacional de Sanidad se creó por real decreto el 9 de diciembre de 1924, materializándose una necesidad largamente demandada para mejorar la formación en salud pública. En España, al inicio del siglo XX, la única institución sanitaria de la Administración central era el Instituto de Sueroterapia, Vacunación y Bacteriología de Alfonso XIII[50] (cuya

49. Este médico fue director general de Sanidad entre 1901 y 1902.

50. El Instituto de Sueroterapia, Vacunación y Bacteriología de Alfonso XIII fue creado por real decreto el 29 de octubre de 1899 y estaba destinado a la obtención de las linfas, sueros y cultivos para la prevención y el tratamiento curativo de las enfermedades infecciosas, a realizar análisis e investigaciones microbianas y bacteriológicas que se le encomendaran por la Dirección General de Sanidad y a la

denominación cambió unos años más tarde por la de Instituto Nacional de Higiene de Alfonso XIII), cuyas funciones estaban ligadas a lo que en aquellos años se llamó la medicina de laboratorio. Este Instituto fue asumiendo paulatinamente funciones ligadas a la salud pública y a la formación de los médicos que se presentaban a las oposiciones para acceder a los cuerpos de sanidad.

No obstante, Manuel Martín Salazar juzgaba que esta formación, proporcionada en el Instituto Nacional de Higiene, era deficiente, no alcanzaba el grado de especialización que necesitaban los médicos salubristas que entraban en los servicios de la Administración sanitaria (Martín Salazar, 1913).

Aunque la función docente del Instituto Nacional de Higiene de Alfonso XIII ya se mencionaba en el real decreto de su creación, la formación del personal sanitario oficial no se produjo de manera continuada hasta 1916, año en que se publicó un nuevo reglamento[51] y cuando entró en funcionamiento el nuevo edificio de Moncloa. En el capítulo XI del nuevo reglamento se describían los tipos de enseñanzas que se debían desarrollar en el Instituto. La importancia otorgada a la enseñanza en este nuevo reglamento estaba en consonancia con el nuevo protagonismo alcanzado por la higiene y la bacteriología en el marco del debate establecido sobre la profilaxis pública de las enfermedades infecciosas, que generó la presentación y discusión de un proyecto de ley de epidemias al Congreso de los Diputados en 1914 (Porras Gallo, 1994).

En este nuevo contexto, se desarrollaron los nuevos cursos desde 1917, siendo uno de ellos el Curso de Ampliación de Estudios Sanitarios, que se desarrollaba a lo largo de un año académico. Era necesario para poder realizar las oposiciones a Sanidad, razón por la cual se mantuvo hasta 1935-1936, con una disminución paulatina del alumnado (Porras Gallo, 2019: 95).

---

enseñanza práctica de la técnica bacteriológica en su relación con la higiene pública y la epidemiología.

51. Reglamento del Instituto Nacional de Higiene de Alfonso XIII, real decreto de 6 de octubre de 1916, *Gaceta de Madrid*, nº 280, pp. 150-154.

Esta formación estaba dirigida por Jorge Francisco Tello, que había realizado una estancia en Berlín para ampliar sus estudios en bacteriología[52], y su equipo integrado por Antonio Ruiz Falcó y Luis Ramón y Fañanás, con los que coincidió en la ciudad alemana.

Tras la crisis sanitaria producida por la pandemia de gripe de 1918-1919, algunas demandas antiguas para corregir el atraso sanitario que tenía España cogieron nuevo impulso y se materializaron[53], no así otras como la aprobación de alguno de los nuevos proyectos de ley de profilaxis pública de las enfermedades infecciosas que se presentaron al Congreso de los Diputados entre 1919 y 1922[54], con lo que se buscaba la necesaria modernización de la sanidad española. Sin embargo, la fundación de la Escuela Nacional de Sanidad fue posible gracias al desarrollo de nuevas políticas internacionales en el contexto europeo y a los acuerdos con instituciones internacionales.

En España, con el impulso de Santiago Ramón y Cajal, se puso en marcha la Junta para la Ampliación de Estudios e Investigaciones Científicas (JAE) en 1907, que constituyó la primera iniciativa estatal de promoción de la investigación en la España contemporánea. En el año 1922, la secretaría de la JAE consiguió un acuerdo de colaboración entre la Fundación Rockefeller y el Gobierno español[55] (Rodríguez Ocaña, 2000: 28). Las primeras actividades

---

52. A su vuelta ocupó la jefatura de la Sección de Epidemiología en el Instituto Nacional de Higiene de Alfonso XIII.

53. En 1919 se adquirieron los terrenos para la construcción del Hospital Nacional de Enfermedades Infecciosas para el tratamiento y aislamiento de enfermos infecciosos, también llamado Hospital del Rey, *Gaceta de Madrid*, nº 337, 3 de diciembre de 1918. También se aprobó el "Reglamento para elaboración y venta de vacunas y sueros", *Gaceta de Madrid*, nº 284, 11 de octubre de 1919.

54. Fueron varios los proyectos de ley sobre profilaxis pública de las enfermedades infecciosas, que se presentaron sin éxito entre 1919 y 1922, que incluían tanto mejoras de profilaxis ligadas a la moderna bacteriología como otras de protección social, como la introducción de los seguros sociales o al menos del seguro de enfermedad. Tan solo se aprobaría el real decreto de enfermedades infecciosas el 10 de enero de 1919 (Porras Gallo, 1994).

55. Las gestiones se llevaron a cabo entre 1919 y 1922 y se facilitaron tras la visita efectuada a España en febrero de 1922 por una delegación de la International Health Board, encabezada por su director, Wickliffe Rose. Uno de los motivos que facilitó la firma del acuerdo de colaboración fue la relevancia cobrada por Estados Unidos como país receptor de pensionados de la JAE durante la Primera Guerra Mundial.

en las que la FR colaboró fueron las campañas de lucha contra el paludismo y contra la anquilostomiasis[56]. Además del apoyo científico-técnico en estas y otras campañas de lucha contra enfermedades infecciosas, nuestro país se benefició de numerosas becas de formación que financiaba la FR, concedidas para mejorar la formación de expertos en salud pública para poder consolidar la modernización sanitaria. Los expertos estadounidenses que residieron en España a consecuencia de este acuerdo fueron Charles A. Bailey, experto en la lucha contra la anquilostomiasis, y el malariólogo Rolla B. Hill, que vino durante la Segunda República.

Bailey llegó a nuestro país con la misión inmediata de realizar un estudio epidemiológico de la anquilostomiasis, pero a la vez debía estudiar la situación general de la sanidad española para evaluar el alcance que deberían tener las futuras intervenciones de la FR. Su opinión sobre los empleados de la sanidad española fue negativa debido a su escasa dedicación, acompañada de bajos salarios, y su diagnóstico de situación sobre el estado de la sanidad española reflejó su ineficiencia, despilfarro, desgaste organizativo y despreocupación respecto de los problemas de salud de la población, en buena medida por falta de apoyo político[57] (Rodríguez Ocaña, 2000: 29-30).

En este estado de cosas y en el contexto internacional descrito de apoyo a la formación de expertos en salud pública, se creó la Escuela Nacional de Sanidad (ENS) de Madrid. Los primeros años de su funcionamiento (1924-1929), que se llamaron etapa provisional, estuvieron caracterizados por la ausencia de sede, de presupuestos y de director. La actividad docente se desenvolvió en el Instituto Alfonso XIII, el Hospital del Rey, el Parque Central de Sanidad y el Ministerio de la Gobernación. No obstante, a pesar de la precariedad, se convocaron dos cursos

56. La campaña de lucha contra el paludismo comenzó en 1920 con la creación de la Comisión para el Saneamiento de Comarcas Palúdicas. El real decreto sobre la lucha contra la anquilostomiasis se aprobó en 1926.

57. Sintéticamente, lo expresó así en su informe de marzo de 1926: "The whole public health service is fundamentally wrong, literally one might say almost non-functioning ["Toda la sanidad pública está fundamentalmente mal, literalmente se podría decir que casi no funciona"].

para oficiales sanitarios en 1925 y 1927. La primera promoción estuvo formada por 12 alumnos[58], cuatro de los cuales, Laureano Albaladejo, Rodrigo Varo, Julio Freijanes y José Román Manzanete, fueron becados por la FR para ampliar estudios en Estados Unidos y Europa, y muchos de ellos llegaron a ocupar puestos de responsabilidad. Entre el profesorado destacaban profesionales que, gracias a becas de ampliación de estudios, habían realizado estancias en centros foráneos, como eran los casos de Manuel Tapia, director del Hospital del Rey; Francisco Tello, director entonces del Instituto Nacional de Higiene de Alfonso XIII, Sadí de Buen y Antonio Ortiz de Landázuri (Barona y Bernabeu, 2008: 187-190).

En 1930, se aprobó un nuevo reglamento para la Escuela Nacional de Sanidad[59], siendo José Alberto Palanca director general de Sanidad, que también había disfrutado de una beca de formación de la FR en Estados Unidos[60]. El nuevo reglamento reconocía a la ENS personalidad jurídica y le daba autoridad para constituir un patronato, cuya intervención permitiría establecer las relaciones indispensables para asegurar a la ENS todos los apoyos y las colaboraciones que les resultaran útiles, por ejemplo, con la Facultad de Medicina de la Universidad de Madrid, el Ministerio de Trabajo y el Instituto Nacional de Previsión Social (Pittaluga, 1930).

En agosto de ese mismo año, Gustavo Pittaluga fue nombrado director de la ENS[61]. Pittaluga tenía un gran prestigio profesional; su formación y ejercicio profesional como "médico de laboratorio", su renombre internacional y su estilo personal de trabajo, en particular al frente de la Comisión Central Antipalúdica (desde

58. Laureano Albaladejo, Rodrigo Varo, Pedro Hernández Andueza, Santiago Ruesta, Julio Freijanes, Priscilo Martín Pérez, José Román Manzanete, Pedro González Rodríguez, Mariano Fernández Horques, Luis Suarez Puga, Carlos de la Calleja y Justiniano Pérez Pardo (Bernabeu, 1994: 69).
59. Real decreto de 12 de abril de 1930, *Gaceta de Madrid*, nº 112, 22 de abril de 1930, pp. 442-445.
60. Este hecho explica la relación de Palanca con la FR y el impulso que dio a la ENS aprobando su reglamento (Barona y Bernabeu, 2008: 190).
61. Real orden nombrando director de la Escuela Nacional de Sanidad a D. Gustavo Pittaluga Fattorini, *Gaceta de Madrid*, nº 217, 5 de agosto de 1930, p. 85.

1920), le hicieron ganarse la consideración del "hombre mejor preparado de la sanidad española" (Rodríguez Ocaña, 2000: 28). Además, desarrolló una importante actividad en el Comité de Higiene de la SDN y en las comisiones de malaria y de formación en salud pública.

El nivel de autonomía adquirido por la Escuela Nacional de Sanidad, gracias al nuevo reglamento y a la dotación presupuestaria, permitía a la Junta Rectora, compuesta por el director y seis profesores, tener capacidad para fijar cada año el programa, los periodos de estudio, los trabajos de campo, etc., y aplicar los parámetros con los que funcionaban las escuelas de salud pública de otros países.

Como se ha adelantado, Gustavo Pittaluga envió un informe al CHSDN[62] que representaba el pensamiento del autor: "La exposición somera de una visión de conjunto y de un programa de trabajo para la constitución y el funcionamiento de una Escuela", y que sirvió para posteriores reuniones de directores de escuelas de sanidad de Europa y de América[63]. En el informe indicaba que la ENS de Madrid era del Estado, íntimamente asociada a los servicios de la Administración pública de la higiene y de la sanidad y adscrita al Ministerio de la Gobernación. Además, se destacaba a qué profesionales iba dirigida la formación que se impartía y las funciones de la Escuela según lo estableció el reglamento de 1930, que quedan recogidas en la tabla 8.

62. ASN, Doc. CH 919 (1930). Este informe fue enviado al presidente de la Comisión de Formación en Salud Pública y a los directores de las escuelas de higiene y sanidad.

63. Precisamente, sus actividades en torno a la organización de la Escuela le impidieron tomar parte de las reuniones convocadas por la Comisión Internacional de la Enseñanza de la Higiene y de la Medicina Preventiva, presidida por el profesor Léon Bernard, en París (20 de mayo de 1930) y en Dresde (14-17 de julio). No obstante, la excelente documentación, resultante de estas reuniones de directores de escuelas de sanidad, fue enviada a los miembros del Comité de Higiene de la SDN, la cual le resultó de gran utilidad.

TABLA 8

FUNCIONES FUNDAMENTALES DE LA ESCUELA NACIONAL DE SANIDAD (1930)

Preparación especial de los médicos en materias de sanidad, higiene y medicina social y preventiva, a fin de que obtengan, mediante las pruebas de final de curso, el título de oficial sanitario, indispensable (art. 81 del Reglamento) para ser admitido en los cuerpos de funcionarios de Sanidad del Estado
Organización de cursos de perfeccionamiento para médicos, farmacéuticos y veterinarios, limitados a capítulos o materias concretas de las ciencias de aplicación sanitaria
Instrucción y formación de médicos especialistas en higiene escolar
Creación y utilización de un Museo de Higiene
Enseñanza y formación de un Cuerpo de Enfermeras Visitadoras
Investigaciones científicas que el personal técnico de la Escuela quiera emprender, o que la Junta Rectora considere útil emprender con el "fin de conservar el espíritu científico de la Escuela y de conservar en plena eficacia el personal dedicado a la enseñanza" (art. 1 del Reglamento)
Publicación de anales, revistas o memorias, que hagan conocer la actividad de la Escuela y la alta dirección de una obra de extensión de la cultura higiénica en el pueblo

Fuente: Elaboración propia a partir de Pittaluga (1930).

Del resto de información incluida en el informe de Pittaluga, nos gustaría destacar algunas cuestiones que juzgamos de interés para entender mejor el papel que desempeñó. Uno de sus rasgos era que, para ahorrar financiación al Estado, la ENS se organizó de manera que pudiera aprovecharse de ciertas instituciones preexistentes, cuyo personal sería empleado como profesores en sus áreas relacionadas con la higiene. A pesar de ello, se crearían nuevas materias de formación como la de Higiene de la Alimentación y de la Nutrición. Se había previsto ubicar el nuevo edificio de la ENS en el recinto de la futura Ciudad Universitaria de Madrid, que estaba en construcción, y colocar la Escuela de Enfermeras Visitadoras Sanitarias que se abriría en 1931, bajo el mismo patronato de la ENS. Un punto importante para que la Escuela Nacional de Sanidad pudiera cumplir sus funciones eran las relaciones establecidas con otras instituciones. Además de con las facultades de Medicina (para la enseñanza de la higiene), las diferentes instituciones higiénicas y la Administración central, se obtuvo la colaboración directa del Instituto Nacional de Previsión, la Confederación Sindical Hidrográfica del Ebro, el Instituto Antipalúdico de Navalmoral de la Mata (Cáceres) y la Organización Antivenérea.

Como se indicaba en el informe, la distribución de las materias de enseñanza del curso de Oficial Sanitario (tabla 9), que tendría una duración de un año, se realizó de acuerdo con las decisiones que se habían tomado en las reuniones de directores de escuelas de higiene y habían sido aprobadas por la Comisión de Formación de la Higiene en el CHSDN. Además, se organizarían diferentes cursos especiales y se le daría un peso relevante a la obra de extensión de cultura higiénica y la acción de propaganda de la ENS.

TABLA 9

MATERIAS QUE CONSTITUYEN LA ENSEÑANZA PARA LOS MÉDICOS QUE ASPIRAN AL TÍTULO DE OFICIAL SANITARIO

Bacteriología, Serología e Inmunología (en la sección de Bacteriología del Instituto Alfonso XIII)
Parasitología y Enfermedades Parasitarias y de los Países Cálidos. Esta enseñanza se dará en parte en el Instituto Alfonso XIII, en parte en el laboratorio y los servicios de la Facultad de Medicina
Enfermedades Infecciosas y su Clínica. Esta enseñanza se dará, sobre todo, en el Hospital del Rey para infecciosos
Estadística Sanitaria y Epidemiología General. Será desdoblada, separando la Estadística Sanitaria y la Demografía General, de una parte, y, de otra, la Epidemiología General
Higiene de la Alimentación y de la Nutrición y Técnica Bromatológica
Higiene General Privada y Pública e Higiene Rural. Esta enseñanza se desarrollará con la colaboración de la Escuela Central de Agricultura
Higiene del Trabajo, Industrial y Profesional. En colaboración con el Ministerio de Trabajo
Higiene Escolar. La enseñanza de esta materia se dará en colaboración directa con los médicos del Cuerpo de Higiene Escolar que dependen del Ministerio de Instrucción Pública
Ingeniería Sanitaria e Higiene Urbana. Esta materia se ha encargado al profesor de esta disciplina en la Escuela de Ingenieros de Caminos, Canales y Puertos
Medicina Social, Legislación Sanitaria, Sanidad Internacional y Administración Sanitaria
El Museo de Higiene debe ser el centro de un vasto sistema de propaganda y de extensión de cultura higiénica. La iconografía, la cinematografía, la prensa médica y diaria deben aprovecharse
Los alumnos dedicarán periodos de tiempo (tres meses) dedicado a los trabajos de campo que serán fijados cada año por la Junta Rectora de la Escuela

Fuente: Elaboración propia a partir de Pittaluga (1930).

Una cuestión que inquietaba a Pittaluga era el porvenir de la ENS y la situación económica de los médicos especialistas que, en su opinión, dependía de varios factores, entre los que apuntó: la autoridad científica y profesional, el apoyo y la cooperación eficaz que recibían de las instituciones, así como la situación económica del Estado y la capacidad de las diferentes instituciones higiénicas del país para ofrecer puestos de trabajo remunerados a un número más o menos elevado de médicos que hubieran seguido los cursos de la ENS. Este último punto, terminaba Pittaluga comentando, se examinó a fondo en un informe del profesor M. Miyajina sobre el *Method of attracting to a School of Hygiene the student best qualified for Public Health work*[64], que presentó en la conferencia de Dresde. Pittaluga suscribía sus manifestaciones:

> Si todos nos esforzamos (entre otros el CHSDN mediante una propuesta que podría elevar a los diferentes Gobiernos interesados) en demostrar el gran rendimiento que representa para la salud pública e indirectamente para la riqueza demográfica y para la economía del país la obra de los médicos higienistas, funcionarios de las Administraciones sanitarias, lograremos, seguramente, que su situación económica sea mejorada en el porvenir y con ello habremos dado un gran paso hacia adelante en el camino de la consolidación de la obra que está confiada a los directores de escuelas de higiene y de sanidad.

Estas palabras cobraban especial fuerza para la supervivencia del proyecto en un contexto marcado por los efectos de la depresión y, poco después, en nuestro país, por el impacto de la contienda bélica y del régimen franquista.

6. PARTICIPACIÓN ESPAÑOLA EN LOS INTERCAMBIOS DE PERSONAL SANITARIO

Sin intención de ser exhaustivas, queremos seguidamente ofrecer información sobre cuál fue la participación española en el programa de intercambios de personal sanitario del CHSDN. Según la

64. ASN, Doc. CH 881 (1930).

información publicada en los informes de actividad de dicho Comité, hubo participación española desde 1923 hasta 1933, aunque con ausencias en algunos años, como se pondrá de relieve a continuación.

En el intercambio sobre actividades especiales de salud pública en Italia, que tuvo lugar entre los días 21 de mayo y 15 de junio de 1923, participó Enrique Bardají, inspector provincial de Sanidad. El tema de estudio fue la malaria. También hubo participación española (aunque no nos constan los nombres) en el intercambio general en Estados Unidos, efectuado entre el 23 de septiembre y el 23 de diciembre de 1923. Su objetivo era estudiar los servicios de salud pública y otras Administraciones sanitarias estadounidenses. Como se ha indicado, la conferencia final se celebró en Ginebra del 27 al 31 de diciembre.

Nuevas participaciones se registraron en los intercambios de 1925, aunque tampoco hemos tenido acceso a la información relativa a las personas que los disfrutaron. Por un lado, hubo becados en el intercambio general habido en Bélgica entre el 4 de mayo y el 24 de junio de 1925, cuya conferencia final se celebró en Ginebra, del 22 al 24 de junio. También hubo participantes en el intercambio sobre actividades especiales en puertos del Mediterráneo, que tuvo lugar del 10 de noviembre al 23 de diciembre de 1925, y que incluyó la visita de varios puertos (Barcelona, Marsella, Argelia, Génova, Nápoles, Alejandría, Port Said, Haifa, Pireo y Salónica) y estudios sobre métodos de desinfección y desratización y control de enfermos infecciosos. Como se ha mencionado, la conferencia final fue en Ginebra los días 22 y 23 de diciembre de 1925.

En 1926, hubo una nutrida participación española en diferentes tipos de intercambios. Por un lado, se participó en el intercambio especial de médicos oficiales de los servicios coloniales en África Occidental, que tuvo lugar entre el 10 de marzo y el 1 de junio de 1926. Durante dicho periodo se visitaron las siguientes ciudades: Dakar, Bathurst, Boula (Guinea portuguesa), Monrovia (Liberia), Costa de Marfil, Togo, Dahomey, Nigeria, Costa Dorada, Freetown (Sierra Leona). La conferencia final se celebró en

Freetown. A su vez, en la investigación colectiva sobre el paludismo en los deltas, Gustavo Pittaluga estudió este problema en el delta del Ebro, mientras que Donato Ottolenghi, lo hizo del delta del río Po y Jean Cantacuzene y M. Zotta lo hicieron sobre el delta del Danubio. Además, igualmente en 1926, se concedió a un médico español una misión individual para visitar Inglaterra y estudiar los métodos de formación en salud pública.

No nos consta nuevas participaciones españolas hasta la habida en el intercambio general en Italia, que tuvo lugar del 16 de septiembre al 8 de noviembre de 1928. En esta ocasión, la conferencia final se celebró en Ginebra y los debates se dirigieron hacia los siguientes temas:

- Organización de los servicios de salud.
- Maternidad y bienestar infantil, que incluía las campañas contra la tuberculosis y la higiene escolar.
- Enfermedades infecciosas, que incluía las campañas contra las enfermedades venéreas, el cólera y la peste.
- Abastecimientos de agua.

La última constancia que tenemos sobre participación española se refiere al intercambio colectivo en Polonia, que tuvo lugar entre el 28 de mayo y el 29 de junio de 1933. En este caso, los gastos de tres participantes fueron financiados por el Gobierno de la Segunda República española. Se estudiaron los siguientes temas[65]:

- Influencia del seguro de salud en el funcionamiento de los servicios médicos y de salud.
- Organización y funcionamiento de los centros de salud urbanos y rurales.
- Papel desempeñado por el visitador sanitario del distrito en el esquema general de los servicios de salud pública.

65. "Report of the Health Organisation for the period October 1932 to September 1933", *Quarterly Bulletin of the Health Organisation*, vol. 3, p. 535, 1933. Estas actividades ya no se vieron reflejadas en los informes anuales del Comité de Higiene.

- Propaganda sobre los principios de la higiene.
- Resultados de los estudios realizados como resultado de la Conferencia Europea de Higiene Rural.

7. CONCLUSIONES

Hay algunos aspectos de esta investigación que requieren ser abordados con mayor profundidad en un futuro. No obstante, a la vista de la información analizada, podemos afirmar que la fundación de una escuela de salud pública en España para la formación regular y específica de los funcionarios con responsabilidad en higiene y sanidad pública no fue una iniciativa aislada española, sino la consecuencia de las políticas internacionales europeas de los años veinte, que promovieron la formación de expertos en salud pública mediante la organización de intercambios de personal sanitario y viajes de estudio e investigación en temas de salud pública.

La iniciativa conjunta del Comité de Higiene de la Sociedad de Naciones con el apoyo técnico y financiero de la Fundación Rockefeller facilitaron la puesta en marcha de escuelas nacionales de higiene y la cooperación entre ellas a través de la organización de reuniones de los directores de estas escuelas.

Para poner en marcha el proyecto de creación de una escuela de salud pública en España con las orientaciones y métodos más novedosos del momento, discutidas en las sesiones de la Comisión de Formación en Salud Pública del Comité de Higiene de la Sociedad de Naciones, el nombramiento de Gustavo Pittaluga como director fue clave para el éxito del proyecto, ya que alcanzó su realización plena durante el primer quinquenio de los años treinta, en un contexto político interno favorable, el de la Segunda República.

BIBLIOGRAFÍA

BARONA VILAR, Josep Lluís (2015): "La Fundación Rockefeller, la Sociedad de Naciones y la intervención sanitaria internacional", en J. L. Barona Vilar y X. Guillem Llobat (eds.), *Sanidad internacional y transferencia de conocimiento científico. Europa, 1900-1975*, Valencia, Universitat de València, pp. 127-153.

BARONA VILAR, Josep Lluís y BERNABEU-MESTRE, Josep (2008): *La salud y el Estado. El movimiento sanitario internacional y la Administración española (1851-1945)*, Valencia, Universitat de València, pp. 143-229.

BARONA VILAR, Josep Lluís y GUILLEM LLOBAT, Ximo (2015): "Organismos internacionales y campañas sanitarias: la circulación del conocimiento científico y sus usos sociales y políticos", en J. L. Barona Vilar y X. Guillem Llobat (eds.), *Sanidad internacional y transferencia de conocimiento científico. Europa, 1900-1975*, Valencia, Universitat de València, pp. 11-23.

BERNABEU-MESTRE, Josep (1994): "El papel de la Escuela Nacional de Sanidad en el desarrollo de la salud pública en España (1924-1934)", *Revista de Sanidad e Higiene Pública*, nº monográfico, pp. 65-89.

BOROWY, Iris (2009): *Coming to terms with world health: The League of Nations Health Organisation 1921-1946*, Fráncfort, Peter Lang.

GARCÍA VERDÚGUEZ, Enrique (2021): *Manuel Martín Salazar: revisión bibliográfica de sus aportaciones a la salud pública*, Madrid, Escuela Nacional de Sanidad.

LEAGUE OF NATIONS. HEALTH ORGANISATION (1930): *Report on the work of the Conferences of Directors of Schools of Hygiene held in Paris, May 20th to 23rd, 1930 and in Dresden, July 14th to 17th, 1930*, Ginebra, Sociedad de Naciones.

MARTÍN SALAZAR, Manuel (1913): *La sanidad en España*, Madrid, Imprenta del Colegio Nacional de Sordomudos y Ciegos.

PORRAS GALLO, María Isabel (1994): "La lucha contra las enfermedades 'evitables' en España y la pandemia de la gripe de 1918-19", *Dynamis*, vol. 14, pp. 159-183.

— (1998): "Antecedentes y creación del Instituto de Sueroterapia, Vacunación y Bacteriología de Alfonso XIII", *Dynamis*, vol. 18, pp. 81-105.

— (2019): "El Instituto Nacional de Higiene de Alfonso XIII: origen, creación y labor desempeñada", en A. V. Carrascosa y Mª J. Báguena (coords.), *El desarrollo de la microbiología en España. Vol. I*, Madrid, Fundación Ramón Areces, pp. 69-103.

— (2020): *La gripe española, 1918-1919. La pandemia que cambió nuestras vidas y retó a la medicina y los profesionales sanitarios españoles*, Madrid, Los Libros de la Catarata.

PULIDO, Ángel (1902): "El Instituto Nacional de Higiene de Alfonso XIII", *El Siglo Médico*, nº 2558, p. 818.

RODRÍGUEZ OCAÑA, Esteban (2000): "La intervención de la Fundación Rockefeller en la creación de la sanidad contemporánea en España", *Revista Española de Salud Pública*, nº monográfico, pp. 27-34.

TAPIA MARTÍNEZ, Manuel (1959): "La personalidad sanitaria de D. Francisco Tello", *Revista IBYS*, nº 2, pp. 179-188.

WEINDING, Paul (2000): "La Fundación Rockefeller y el Organismo de Salud de la Sociedad de Naciones: algunas conexiones españolas", *Revista Española de Salud Pública*, nº monográfico, pp. 15-26.

CAPÍTULO 5

EL *BOLETÍN DE LA OFICINA SANITARIA PANAMERICANA* Y LA BCG. TENSIONES, CONFLICTOS Y PROCESO DE ESTANDARIZACIÓN (1925-1940)

ADRIÁN CARBONETTI Y MARÍA LAURA RODRÍGUEZ

1. INTRODUCCIÓN

A mediados de la década de 1920, Albert Calmette (1863-1933) y el Instituto Pasteur comenzaron una política de donación de cepas de la vacuna BCG[1] a bacteriólogos de varias partes del mundo. Dentro de los beneficiados se encontraban varios científicos de América Latina que introdujeron la vacuna en sus respectivos países. Así, hacia 1925, Uruguay, Argentina, Brasil y México recibían gratuitamente la cepa vacunal del bacilo Calmette-Guérin (BCG) a fin de elaborar y comenzar a experimentar con la vacuna, proceso de estandarización incluido. Se trataba de una política destinada a publicitarla, probarla y estandarizarla en diversas regiones del globo.

En 1925, el vocal de la Oficina Sanitaria Panamericana (OSP), el médico argentino Gregorio Aráoz Alfaro (1870-1955), con la publicación de una conferencia en el boletín de aquella institución, mostró un escenario incierto en relación no solo con la problemática de la extensión de la tuberculosis en la población latinoamericana, sino también con las herramientas para prevenirla. Partiendo de las miradas biomédicas de aquel momento,

1. Llamada así a partir del bacilo modificado con que fue elaborada y las iniciales de los apellidos de sus creadores: Albert Calmette y Camille Guerin.

afirmaba que el origen del desarrollo de la enfermedad era la infección en la infancia, por lo tanto, lo idóneo sería prevenirla en esa etapa de la vida. Entre las recomendaciones que enumeraba, se encontraba "evitar el contacto con enfermos diseminadores de bacilos" y "pasteurizar la leche animal", no obstante, aunque dichas acciones aportarían a evitar la tuberculosis, seguía siendo necesaria una vacuna. Sin embargo, cuando la mencionaba como la herramienta para acabar con la enfermedad, marcaba un panorama desolador, aunque con esperanza en un futuro a medio plazo: "Trabajan en esta cuestión centenares de sabios de todas partes del mundo y desde hace muchos años", aunque no habían logrado todavía encontrar una solución al problema. Luego de mencionar a Edoardo Maragliano y a Jaime Ferrán como los más adelantados en este tema, aludía a otra vacuna, esta vez notificada por Calmette: "Ha anunciado últimamente otra vacuna que cree eficaz en los animales" (Aráoz Alfaro, 1925: 300).

Consideramos que con este artículo comenzaba una relación entre la vacuna BCG y la OSP que quedaría cristalizada en las páginas del boletín de esa institución, relación que tendría fuertes vaivenes entre finales de la década de 1920 y principios de la década de 1940. En el boletín se marcarían las posiciones de diferentes científicos internacionales, tanto americanos y europeos como funcionarios y médicos encargados del cuidado de la salud pública en diferentes países de América. Todos tuvieron posiciones específicas a favor o en contra de la vacuna BCG, que estaban influidas por varios factores: las críticas a la estadística que presentaba Calmette para demostrar su efectividad e inocuidad (Rosenberg, 2012), la tragedia de Lübeck (Donald *et al.*, 2022) y la desconfianza que generó en países como Estados Unidos y Gran Bretaña (Bryder, 1999). Todos estos factores estarían enmarcados por la pérdida de la influencia que venía teniendo Europa sobre América, específicamente Francia, y la emergencia de un nuevo polo de desarrollo científico y médico constituido por Estados Unidos.

Las investigaciones desarrolladas sobre la historia de la BCG en Europa dan cuenta de las tensiones y conflictos que generó desde el momento en que se realizó la primera prueba —llevada a cabo por Benjamin Weill-Hallé, asistido por Raymond Turpin, en el hospital de la Charité de París, en julio de 1921—, por vía oral a un niño recién nacido (Luca y Mihaescu, 2013), hasta el desarrollo que tuvo posteriormente no solo en Francia sino también a nivel internacional. En el caso francés, algunas poblaciones de sus dominios coloniales fueron parte de las experimentaciones, no sin tensiones. Los casos más notorios fueron los de Argelia y Vietnam: el primero de estos países fue utilizado para validar la estadística sobre efectividad e inocuidad de la vacuna como consecuencia de las críticas que le realizaran los expertos estadísticos de la Organización de la Salud de la Sociedad de Naciones (Rosenberg, 2012); el segundo, como parte de las políticas de medicina preventiva y civilizatoria de Francia sobre sus colonias (Monnais, 2006). En el plano internacional propiamente dicho, la BCG fue aceptada rápidamente por parte de los países nórdicos y rechazada por Gran Bretaña y Estados Unidos (Bryder, 1999). En otras naciones, como Argentina (Carbonetti, 2023), Brasil (Benévolo-de-Andrade *et al.*, 2005), Uruguay (Gómez, 1951), México (Carrillo, 2022) y Chile (Dehnhardt, 2022), tuvo un ingreso muy temprano, aunque su aplicación comenzó en la década de 1930, también por las tensiones e incertidumbres que generaba en las élites médicas. Esas tensiones e incertidumbres continuaron en agencias internacionales como la Organización de la Salud de la Sociedad de Naciones y se vieron reflejadas en las resistencias cristalizadas en las campañas contra la tuberculosis llevadas a cabo con posterioridad a la Segunda Guerra Mundial (Brimnes, 2008).

Esas tensiones también se desarrollaron en la OSP, que nucleaba a las autoridades médicas de diferentes países de América Latina y de la América anglosajona. Esta organización publicó el *Boletín de la Oficina Sanitaria Panamericana* (*Boletín OSP*), donde se trataban diferentes aspectos de la salud en estos países. La tuberculosis ocupaba un lugar destacado dentro de las temáticas tratadas, al igual que las herramientas para combatirla, y la BCG fue una más, aunque su tratamiento fue conflictivo. En este proceso se cristalizaron dos posiciones bien marcadas: aquellos que estaban a favor de la aplicación (incluso el mismo Calmette publicó trabajos) y aquellos que estaban en su contra.

En este capítulo, vamos a abordar esta cuestión considerando, por una parte, al *Boletín OSP* como un instrumento que permitía la circulación de conocimientos y prácticas sanitarias a nivel internacional, al mismo tiempo que actuaba como factor de promoción de estandarización de las vacunas que se promovían desde las agencias internacionales (Blume, 2024; Caballero Martínez y Porras Gallo, 2023); y, por otra parte, como un campo donde se cristalizaron las posiciones a favor y en contra de la BCG por parte de científicos destacados, de cirujanos generales (directores de esta Oficina) y médicos latinoamericanos y norteamericanos que hicieron valer su opinión entre las décadas de 1920 y 1940, la etapa de mayor controversia, experimentación y estandarización de la vacuna. Consideramos que estas disputas estaban en línea con las tensiones y competencias en la ciencia mundial de entreguerras, más concretamente entre la ciencia francesa, de fuerte influencia en América Latina desde finales del siglo XIX y principios del XX, y la dinámica de la ciencia estadounidense, que pretendía tener mayor gravitación sobre este subcontinente (Vessuri, 1994). Este periodo es coincidente con el de la reformulación de la identidad continental en torno al movimiento panamericanista, favorecida por el declive de la influencia europea en el continente y la consolidación de la hegemonía estadounidense, que se cristalizó en la influencia científica, además de la económica y política. Ello permitió reforzar el sistema interamericano estrechando la colaboración en parcelas como la sanitaria y extendiéndola a otras como la cooperación intelectual y educativa (Cueto, 2004).

En este capítulo, pretendemos realizar un análisis de los posicionamientos que se dieron en el *Boletín OSP*, así como en los informes periódicos, partiendo de la hipótesis de que la revista reflejaba un campo de disputas entre partidarios de la BCG y opositores a dicha vacuna, ya que tenía influencia sobre las miradas y las lógicas políticas en las medicinas estatales latinoamericanas. El análisis se llevará a cabo mediante un estudio hermenéutico de las publicaciones del *Boletín OSP* y de informes anuales de los directores de la Oficina, desde el momento de su entrada a América Latina (1925) y su consolidación a principios de la década de 1940.

2. LA OFICINA SANITARIA PANAMERICANA Y SU BOLETÍN

María Victoria Caballero Martínez y María Isabel Porras Gallo (2023) observan que las epidemias durante el siglo XIX generaron, en principio, la realización de conferencias internacionales destinadas a combatirlas. Esas reuniones dieron paso, a principios del siglo XX, a organizaciones internacionales como la Oficina Sanitaria Panamericana, la Oficina Internacional de Higiene Pública, el Comité de Higiene de la Sociedad de Naciones y la Organización Mundial de la Salud. Las autoras afirman que todas ellas tenían como finalidad "promover la generación de conocimientos científicos sobre los problemas infecciosos de salud pública, su difusión entre distintos países, la discusión sobre las medidas a adoptar y la búsqueda de decisiones conjuntas y coordinadas" (Caballero Martínez y Porras Gallo, 2023: 25).

La OSP fue la institución que dio origen a la actual Organización Panamericana de la Salud. Fue la primera iniciativa de colaboración internacional en salud de América. Su origen se remonta a 1901, con ocasión de la Conferencia Internacional de los Estados Americanos, celebrada en México entre el 22 de octubre de 1901 y el 22 de enero de 1902, a la que asistieron delegados de 15 países del continente. Esta reunión puede ser considerada, según Cueto, "como la convocatoria para la primera Convención Sanitaria Internacional de las Repúblicas Americanas" (Cueto, 2004: 39). En esa conferencia se convinieron resoluciones acerca de la estructura que sostendría el desarrollo de las convenciones sanitarias a partir de la formación de un cuerpo ejecutivo que llevó el nombre de Oficina Sanitaria Panamericana, que, a su vez, tendría la función de generar acuerdos y reglamentos para las relaciones que deberían tener los países participantes. Se acordó que cada Estado tendría un voto y se llamó a la reunión de la convención.

La primera Convención Sanitaria Internacional de las Repúblicas Americanas se llevó a cabo en diciembre de 1902 en Estados Unidos, a ella asistieron representantes de 12 países. La presidencia de dicho organismo recayó en Walter Wyman[2]. Junto a él estuvieron destacados sanitaristas latinoamericanos como Eduardo Liceaga, de México; Eduardo Moore, de Chile; Juan Guiteras, de Cuba, y Juan G. Ulloa, de Costa Rica, quien fue nombrado secretario de la Oficina (Cueto, 2004). A ellos se agregaban Rhett Goode, funcionario del cuerpo de sanidad del puerto de Mobile, Alabama, y Alvah H. Doty, director de la Oficina de Cuarentenas del puerto de Nueva York (Cueto, 2004). La finalidad que tendría esta unión fue combatir las enfermedades infecciosas, como la peste bubónica y la fiebre tifoidea, el cólera y la fiebre amarilla, en especial en los puertos americanos, ya que su desarrollo impedía el comercio naval y la apertura de mercados entre los países americanos (Preciado y Paredes, 2011). Por otra parte, según Cueto: "La composición y la trayectoria de los miembros de la nueva dirección reflejaban la transición del concepto de una salud internacional local y fragmentada hacia una de corte más centralizado" (Cueto, 2004:41).

La segunda convención, planeada para ser realizada en Santiago de Chile en 1904, terminó celebrándose en Washington D. C. en 1905. En esta se adoptaron 46 artículos de la Convención de París y se le agregaron otros temas relacionados con medidas contra la fiebre amarilla. La tercera reunión se llevó a cabo en la ciudad de México en 1907, en la que los delegados nacionales debían aportar informes sobre las enfermedades que sufrían sus respectivos países, en especial aquellas de carácter infectocontagioso, y las medidas que se habían implementado para combatirlas. Las delegaciones trabajaron en comisiones que trataban diferentes enfermedades confirmando la finalidad para la cual habían sido creadas y en las que Estados Unidos tenía, por razones económicas, un interés especial: las medidas que los diferentes países tomaban al momento de protegerse de las enfermedades generaban fuertes tensiones, pues impedían el flujo comercial, algo que Estados Unidos pretendía evitar (Cueto, 2004).

2. En ese momento era el director del Servicio de Salud Pública de Estados Unidos.

Esta organización, centralizada y con una fuerte presencia de Estados Unidos, permite hipotetizar sobre el avance que este país pretendía tener sobre las políticas sanitarias americanas y sobre la ciencia en general.

En la década de 1910, las reuniones se espaciaron en el tiempo y tuvieron dificultades como consecuencia de los acontecimientos internacionales signados por el desarrollo de la Primera Guerra Mundial, pero también por la intervención de Estados Unidos en países de América Latina (Cueto, 2004). En 1911 se llevó a cabo la quinta conferencia, a la que asistieron algunos países que hasta ese momento no habían participado, como era el caso de la República Argentina: "En esta reunión se solicitó que los delegados fueran autoridades sanitarias en sus respectivos países, y que entre los informes nacionales se incluyera uno sobre los medios empleados para hacer cumplir las resoluciones aprobadas en la convención anterior y otro sobre el progreso sanitario en las principales ciudades" (Cueto, 2004: 47).

De esta forma, a pesar de que, como hemos expuesto, las reuniones se espaciaron, la OSP quedó completada por la incorporación de todos los países americanos y donde los delegados tendrían capacidad de decisión política. La sexta convención se llevaría a cabo nueve años después, en 1920, en la ciudad de Montevideo. Esta se destaca por el cambio del presidente, cuyo cargo asumió Hugh S. Cumming, y fue en esta conferencia, también, donde se decidió crear la publicación de un boletín informativo mensual. Surgía así el *Boletín de la OSP* con la finalidad de intercambiar información científica. Esta publicación perdura hasta nuestros días, a pesar de los diferentes cambios que se dieron en la institución (Di Fabio y Delgado García, 2023). El *Boletín OSP* comenzó a circular en 1922 y el primer número estuvo vinculado a "la importancia de la cooperación sanitaria entre las naciones" (*ibidem*, 2023: 2). Un tema cuyo tratamiento le daba legitimidad a la conformación de la OSP.

El *Boletín OSP* no estaba dirigido solamente a las autoridades sanitarias de cada uno de los países, sino también a una gran cantidad de actores y pretendía llegar a los lugares menos poblados. En 1932, Cumming realizó un informe sobre su circulación:

> El *Boletín de la Oficina Sanitaria Panamericana* se sigue enviando a las autoridades sanitarias y otras, y a ingenieros sanitarios, médicos y enfermeras interesados en la salud pública, bibliotecas y en canje a otras revistas. Esta publicación constituye una de las obras más útiles y apreciadas de la Oficina. Continúanse haciendo esfuerzos para hacer llegar el *Boletín* a todas las poblaciones de 2.000 habitantes y más en la América Latina (Cumming, 1932: 3).

En ese informe, Cumming daba detalles de algunas características que tenía el boletín. Estaba escrito en cuatro idiomas —castellano, portugués, francés e inglés— y dedicado a la divulgación de datos sobre higiene y salud pública y al fomento de la buena voluntad.

Di Fabio y García Delgado (2023) elaboraron un cuadro sobre los principales temas tratados en los diferentes periodos del boletín. En el primero de ellos (1922-1940), que coincide con nuestro periodo de estudio, resaltan el "Código Sanitario Panamericano", los "sistemas locales de salud", la "salud materno-infantil", el control y la notificación de enfermedades infectocontagiosas, el saneamiento urbano y rural y la "Vacunación contra viruela, fiebre tifoidea, difteria y vacuna BCG", entre otros. Nos interesa este último punto; nos llama la atención que la mención de la vacunación esté relacionada con diferentes enfermedades, pero en el caso de la tuberculosis la discusión pasaba especialmente por la BCG. Cabe aclarar que en América Latina circulaban y se probaban varias vacunas, como la Friedmann, la Ferrán y la AO japonesa, entre otras. Por otra parte, si bien los análisis acerca de los resultados, la comparación con otras vacunas y la estandarización de la BCG no aparecen en las páginas de la revista todos los años, sí eran recurrentes.

Estos dos indicadores apoyan la hipótesis de que el *Boletín OSP* fungió como un campo donde se cristalizaban las tensiones entre aquellos que estaban a favor y en contra de la vacuna BCG.

3. LA BCG EN AMÉRICA, UN CASO PARADIGMÁTICO

Tal vez una de las vacunas que más ha generado controversias a nivel global y local ha sido la del bacilo Calmette-Guérin (BCG), tanto por la complejidad de los intereses que estaban en juego en su aplicación y estandarización como por los accidentes que ocurrieron a lo largo del proceso de prueba. Su ingreso en América Latina generó conflictos y tensiones en la medicina latinoamericana. La historia de la BCG comienza en 1908 cuando sometieron un bacilo bovino agresivo al cultivo en un medio de glicerina y papas, al que posteriormente agregaron bilis de buey. Esta acción tenía la finalidad de atenuar el germen a fin de, una vez elaborada la vacuna, generar inmunidad. En 1921, luego de 230 subcultivos y habiéndola probado en animales, la BCG fue inyectada por primera vez a un ser humano, más específicamente a un bebé que había nacido de una madre tuberculosa que falleció en el parto.

Según Bonah (2007), entre esta primera acción y la segunda mitad de la década de 1920 corresponde una evaluación clínica de Calmette conjuntamente con los médicos de París. La producción estaba a cargo del Instituto Pasteur de esa ciudad y se pretendía cambiar vacunas por información y construir una imagen de la BCG. Para 1928, el total de vacunados en Francia era de 116.000 niños. El segundo quinquenio de la década de 1920 corresponde a lo que aquel autor denomina la "etapa de internacionalización", por la cual se comenzaron a otorgar cultivos a diversos bacteriólogos extranjeros de forma gratuita (Bonah, 2007). Según Monnais (2006), entre 1924 y 1927 la vacuna habría ingresado en veinticinco países europeos, africanos, asiáticos y de América Latina. De estos últimos, fueron los países del Cono Sur aquellos que la recibieron más rápidamente. A Uruguay arribó la primera cepa en 1925 y en 1927 se inauguró la primera "institución oficial del mundo para la preparación y aplicación por el Estado del BCG" (Gómez, 1951: 127). A Brasil llegó en el mismo año, llevada por el médico uruguayo Julio Elvio Moreau, quien se la entregó al investigador Arlindo de Assis, en Río de Janeiro, y fue denominada BCG Moreau (Benévolo-de-Andrade *et al.*, 2005). En 1925, la BCG también ingresó en Argentina llevada por el doctor Arena, quien la había recibido del mismo Calmette. En 1925, también la BCG llegó a México, a través del médico Fernando Ocaranza (Carrillo, 2022). En Chile, en 1930, el doctor Marco Antonio Sepúlveda la preparaba en su laboratorio con una cepa que el doctor Oscar Fontecilla había recibido del propio Calmette (Dehnhardt, 2022).

Esta primera etapa de ingreso de la vacuna a los países americanos, en general, estuvo signada por una escasa repercusión en las distintas medicinas nacionales salvo, como hemos visto, en Uruguay. Tal vez el desconocimiento y la desconfianza que representaba un producto que estaba compuesto de un organismo vivo generaba en las élites médicas este tipo de cuestionamiento. En el segundo lustro de 1920 esta desconfianza se incentivó aún más debido a la tragedia de Lübeck, la falta de aprobación en países centrales como Estados Unidos y Gran Bretaña (Bryder, 1999) y, en 1928, por las críticas que un comité de médicos estadísticos de la Organización de la Salud de la Sociedad de Naciones le realizó a la estadística que había presentado Calmette a fin de comprobar su eficacia (Blume, 2024). Esto, a su vez, derivaba en detracciones que provenían de estudios epidemiológicos de Suecia y Dinamarca (Rosenberg, 2012). Las controversias también se reflejaron en las páginas del *Boletín OSP*, en las cuales aparecieron diversos artículos a favor y en contra de la aplicación de la vacuna.

4. LA BCG Y LAS PRIMERAS CONTROVERSIAS (1927-1933)

En 1927, dos años después del ingreso de la BCG en algunos países de América Latina como Argentina, Brasil, México y Uruguay (Carbonetti, 2023), asomaba en el *Boletín OSP* el primer artículo sobre sus ventajas para la inmunización contra la tuberculosis. Se trataba de un discurso realizado por Albert Calmette ante las Journées Médicales de Paris, en el Grand Palais des Champs-Elysées el 15 de julio de 1926, que había sido publicado en la revista *La Presse Médicale* de París el mismo año y que el personal del boletín se había encargado de traducir al castellano. Esta primera publicación es un indicador claro de la necesidad que tenía la medicina latinoamericana de herramientas que le permitieran combatir la tuberculosis, un mal que impactaba sobre la salud de la población en todo el subcontinente. Por otro lado, formaba parte de la necesidad que tenía el Instituto Pasteur de publicitar la vacuna en América Latina a fin de que comenzara a probarse. Debemos recordar que, si bien la BCG había ingresado en varios países latinoamericanos en 1925, no había tenido demasiadas repercusiones. Por lo tanto, es dable pensar en esa publicación de Calmette como una estrategia destinada a que los países donde había sido introducida la vacuna la probaran, la estandarizaran y la difundieran.

En ese artículo, titulado "Estado actual de nuestros conocimientos sobre la vacunación antituberculosa", si bien admitía que no tenía suficientes "datos acerca de la probable duración de la inmunidad que confiere esta vacunación con respecto a las contaminaciones naturales" (Calmette, 1927: 540), destacaba la vacunación con BCG a través de dos pruebas: la primera, la de la importancia de la inmunización de los recién nacidos por medio del BCG; la segunda, la de la eficacia preventiva de esta inmunidad contra el contagio ocasionado por vivir en cohabitación familiar durante los tres primeros años de la vida.

En 1928, aparecieron una serie de noticias acerca de evaluaciones que se realizaban en diversos países sobre la aplicación y la difusión de la BCG. A este artículo le siguieron comentarios en los que se la relativizaba y se exponían reservas de diferentes actores en distintos países comprometidos con la lucha a la tuberculosis. Así, en el *Boletín OSP* se destacaban evaluaciones practicadas en la misma Francia, en Estados Unidos, en Italia, y en Rumanía. En todos los casos, se destacaba la inocuidad y la sensible baja de la mortalidad en los niños que habían sido inoculados, incluso en aquellos que habiéndose vacunado vivían en ambientes tuberculosos; sin embargo, el acento estaba puesto en el tiempo que duraría la inmunidad, un desconocimiento que llevaba a muchos a dudar de la efectividad de la BCG. "El método debe ser considerado todavía como si se hallara en el periodo experimental y, por lo tanto, inapropiado para aplicación general del hombre, bien por vía bucal o inoculación directa de los tejidos" (*Boletín OSP*, 1928: 490).

Si bien los diferentes artículos exponían las mismas dificultades con que se encontraba la eficacia de la BCG, para Calmette este era un problema que se superaría con el tiempo mientras se vacunaba, pero para otros era un grave problema que impedía su generalización. A estas disputas y tensiones se sumaba la aparición de otras vacunas candidatas que también eran publicitadas en el *Boletín OSP*, fenómeno que se generalizó en la década de 1930 (*Boletín OSP*, 1933).

Sin embargo, con posterioridad a estos primeros artículos, en el segundo quinquenio de la década de 1920, ocurrieron dos cuestiones que tendrían una importancia fundamental para el recorrido de la BCG: las impugnaciones desde la Organización de la Salud de la Sociedad de Naciones, lo que generó el desarrollo de pruebas en regiones del Imperio francés (Rosenberg, 2012; Monnais, 2006), y la tragedia de Lübeck entre 1929 y 1930.

En diciembre de 1929, el Hospital General de Lübeck inició una etapa para prevenir la tuberculosis mediante la aplicación de una nueva vacuna (BCG). "En los cuatro meses siguientes, 251 de los 412 recién nacidos recibieron una vacuna contaminada". (Fox, Orlova y Schurr, 2016: 1). Tres meses después, comenzó a morir una considerable cantidad de los niños vacunados, 77 murieron (67 por tuberculosis y 10 por causas distintas) y 32 padecieron la enfermedad por haber sido inoculados con una vacuna contaminada por una cepa virulenta, la cepa Kiel. No se produjeron manifestaciones de tuberculosis entre los supervivientes ni después de un año de la vacunación ni en el momento de la publicación del informe final en 1935 (Donald *et al.*, 2022). Esta experiencia generó la interrupción de las pruebas que se realizaban en varias partes del mundo, incluso en América Latina: "El accidente de Lübeck provocó en su momento un gran escándalo mundial debido a las trágicas circunstancias" (Fox *et al.*, 2016: 9).

En 1931, apareció otro artículo escrito por Calmette, tal vez como necesidad de que se volvieran a realizar pruebas con la BCG en los países de América Latina donde la vacuna había ingresado y que, como consecuencia de la experiencia de Lübeck, se habían interrumpido. Este nuevo artículo llevaba el sugerente título de "¿Puede temerse que la vacuna BCG se transforme en el organismo en bacilo tuberculoso virulento?" (Calmette, 1931). Había sido publicado en el *Boletín de la Academia de Medicina* de París ese mismo año y tenía el objetivo de reivindicar la BCG a pesar de la tragedia de Lübeck, pero también frente a los detractores que había generado la vacuna desde el momento en que comenzaron las pruebas, algunos de los cuales se encontraban en América.

La defensa de la BCG pasaba por el número de niños que fueron vacunados después del primer acto llevado a cabo por Benjamin Weill-Hallé y Raymond Turpin en 1921. Para 1931, momento en que escribía Calmette, se habían vacunado a nivel mundial un millón de niños. La vacunación se generalizó en las poblaciones de Francia e Indochina. En América Latina, el Uruguay, con 10.000 casos, fue uno de los países que, en proporción a su población, realizó las mayores aplicaciones de la BCG (Calmette, 1931). Además de exponer la perspectiva cuantitativa, su escrito repasaba los experimentos realizados por él y Guérin con animales y con seres humanos, y aquellos que se habían realizado, en especial en Occidente, que le permitían afirmar las bondades de la vacuna por ellos inventada.

Pero en lo que más ponía el acento era en tratar de discutir con las afirmaciones de los detractores de la vacuna:

> Parece, pues, que hasta ahora las tentativas hechas en diversas partes a fin de convertir en virulentos los cultivos de BCG no han rendido ningún resultado preciso digno de ser retenido. A estos fracasos y ¿por qué no decirlo, pues es cierto? con la mira de facilitar, para la catástrofe de Lübeck, una explicación diferente de aquella a la cual llegaron los peritos oficiales y con la esperanza no disfrazada de deducir las terribles responsabilidades consiguientes, asistimos ahora a una ofensiva, dirigida sobre todo por S. A. Petroff y por H. Much (de Hamburgo), y a la cual parece afiliarse R. Kraus, actualmente en Chile (Calmette 1931: 1159).

El número de niños vacunados sin accidentes, los experimentos realizados tanto en animales como en seres humanos en varios países, así como la denostación de sus adversarios dan cuenta de la necesidad que tenía Calmette, y en especial la ciencia francesa, de revertir los efectos que había generado la tragedia de Lübeck, pero también las críticas de los opositores a su creación. Es indudable que dentro de la OSP había dirigentes partidarios de la BCG, pero también otros contrarios a su aplicación.

En el mismo número en el que se publicó el texto de Calmette aparecía un artículo de uno de los detractores más acérrimos que tenía la vacuna elaborada por Calmette y Guérin: Strashimir Petroff. Este médico, de origen búlgaro, migró a Estados Unidos en 1901 y en 1920 recibió un doctorado por la Universidad de Columbia. Fue investigador del Sanatorio Trudeau y de la fundación del mismo nombre en el estado de Nueva York. Trabajó extensamente en proyectos para descomponer los bacilos de la tuberculosis humana en sus componentes, tarea a la que denominó disociación[3]. Estos trabajos lo llevaron a reprobar la vacuna BCG, a la cual condenó por ser peligrosa para los bebés, atacándola en congresos y artículos. Tuvo una fuerte influencia para que creciera la oposición a esta vacuna en todo Occidente, oponiéndose a su generalización. También experimentó con vacunas contra la tuberculosis con bacilos muertos por calor.

El artículo publicado en setiembre de 1931 se titulaba "Inmunización profiláctica de los recién nacidos con BCG" y era la transcripción y traducción de una conferencia dictada en la Conferencia de Directores de Sanidad de los Estados y Territorios de Norteamérica, en Washington D. C., en abril del mismo año.

A lo largo de las páginas de su artículo, Petroff le realizaba fuertes críticas a la BCG. Sobre la base de sus evaluaciones al bacilo con que se generaba la vacuna, sus propios experimentos que ponían el énfasis en la disociación del bacilo, la tragedia de Lübeck y la crítica

3. El mismo Petroff (1931: 2) explicaba esta teoría: "En casi todos los cultivos, nótanse variantes, una de las cuales se llama S y la otra R. Créese que, durante el proceso reproductivo, las R producen RR y las S, RR y SS. Las primeras no son patógenas, pero las últimas evocan una afección letal".

a las estadísticas de Calmette, sus conclusiones eran determinantes y completamente contrarias a la aplicación de la vacuna de Calmette. Acerca del primero de los puntos, observaba que, si bien la BCG era efectiva, había un porcentaje escaso de casos en los que producía una tuberculosis evolutiva en los cobayos a los que había inoculado, por lo tanto, deducía que la vacuna no era estable. Esta afirmación lo conectaba con el segundo punto sobre el que basaba sus críticas, sus experimentos sobre la disociación del bacilo, por el cual podía explicarse la inestabilidad de la vacuna basada en el bacilo.

Sobre el tercer punto, es decir la tragedia de Lübeck, descreía de la hipótesis sobre una contaminación con la cepa Kiel, así como las investigaciones que realizó Bruno Lange sobre el evento. Y al criticar las estadísticas que Calmette había presentado en la comisión de médicos estadísticos en la Organización de Salud de la Sociedad de Naciones, las consideraba poco fidedignas: "Hasta ahora parece que no hay cifras fidedignas, ni siquiera en perspectiva. Refirámonos a las de Calmette. En Francia solamente, han vacunado con ese método a centenares de miles de niños, pero es lamentable que, en una vacunación en tan grande escala, solo haya protocolos de 6.820, y agregaré que ni esos han sido observados cuidadosamente" (Petroff, 1931: 6).

Por último, enfatizaba en los errores a la hora de comparar a aquellas niñas y a aquellos niños que habían sido vacunados con el grupo testigo.

En términos generales, Petroff hacía hincapié en las dificultades con que se encontraba la BCG para su generalización: su efectividad, si bien era amplia, no lo era en un 100%, un accidente había ocasionado una interrupción en su expansión por el mundo y la estadística había generado, a nivel mundial, fuertes críticas (Blume, 2024). Había una necesidad, por parte de la ciencia francesa, de realizar pruebas que permitieran una estandarización no solo de la producción, sino también de las formas de aplicación, así como la dosis exacta y la población a la que se aplicaría. Estas críticas eran un impedimento para que estas operaciones se llevaran a cabo, en este caso en países de América Latina, en especial donde la BCG había sido introducida.

Ambos artículos venían acompañados en el mismo número por un editorial que trataba de poner claridad en la posición que tomaban las autoridades de la OSP. En dicho escrito se repasaban las discrepancias que generaba a nivel internacional la aplicación de la BCG con sus partidarios y adversarios; sin embargo, a lo largo del texto puede apreciarse la cautela con que las autoridades de la Oficina tomaban la aplicación de la vacuna, en especial apoyándose en la resolución por la que emanaron las tres comisiones convocadas por el Comité de Higiene de la Sociedad de Naciones en octubre de 1928 (clínica, bacteriológica y veterinaria), cuyos resultados, a pesar de verificar la inocuidad de la vacuna, aconsejaban la necesidad de mayores estudios.

La resolución de las comisiones del Comité de Higiene, al igual que otros estudios especificados, se reflejaban en la propuesta de la Oficina: "Ya hicimos notar la necesidad de proceder aún con cautela el aplicar la vacunación, habiendo ciertos autores insinuado la posibilidad de que los gérmenes atenuados recobren luego su virulencia" (Oficina Sanitaria Panamericana, 1931: 19).

Las afirmaciones que se exponían en el boletín dan cuenta de un alineamiento de la élite médica americana con la ciencia de Occidente y la desconfianza que despertaba la vacunación con BCG, que, a su vez, estaba influenciada por las tensiones entre las ciencias nacionales que eran parte de tensiones geopolíticas que comenzaban a generarse en la década de 1930. Esas tensiones se consolidaron en la segunda etapa de afianzamiento de las pruebas por BCG en los principales países de América Latina.

5. LA CONSOLIDACIÓN DE LAS PRUEBAS DE LA BCG EN AMÉRICA LATINA Y LAS RESISTENCIAS DE LA MEDICINA NORTEAMERICANA, 1933-1940

En 1931 y 1932, la investigación y el juicio sobre lo acontecido en la tragedia de Lübeck concluyó en la inexistencia de responsabilidades por parte de la vacuna y que la tragedia tenía como causa la negligencia por parte de George Deycke y Ernst Alstaedt, responsables del laboratorio que la preparaba: no se había seguido el procedimiento recomendado por Calmette en su preparación, no se probó en animales y se preparó en un laboratorio inadecuado (Donald *et al.*, 2022).

En esa misma fecha, los principales laboratorios de algunos países del subcontinente americano comenzaron la fabricación de la BCG a gran escala; no obstante, la elaboración y la aplicación tenían como finalidad la estandarización de la vacuna a partir no solo de su fabricación, sino también de sus formas de aplicación más adecuadas, las dosis y la población a la que estaría dirigida, operación que requería la inoculación de un número importante de personas. En Buenos Aires, Argentina, por ejemplo, se creó en 1931, en el ámbito del Instituto Bacteriológico del Departamento Nacional de Higiene, la principal institución de salud a nivel nacional, la sección BCG, a fin de fabricarla y aplicarla en el principal distrito del país. En Río de Janeiro, a finales de 1930, fue inaugurado el laboratorio de vacuna BCG en la Fundación Ataulfo Paiva, de la Liga Brasileña contra la Tuberculosis (Nascimento, 2002). En México, en 1931, comenzó la producción de la vacuna BCG en el ámbito del Instituto de Higiene de México (Carrillo, 2022). Uruguay había comenzado un poco antes (1927) la elaboración de la vacuna y en apariencia no la interrumpió con el accidente de Lübeck (Gómez, 1951).

Sin embargo, en la revista continuaron apareciendo noticias no demasiado entusiastas sobre la aplicación de la BCG. A lo largo de diferentes escritos, se observan opiniones en contrario, posiblemente influidos por la medicina estadounidense que no estaba convencida de su aplicación.

En el periodo de 1931 a 1932, en el informe anual del director de la OSP, Hugh S. Cumming, se daba cuenta de las diferentes problemáticas de la salud de América en esos años y el estado en que se encontraban las distintas medidas que se implementaban. Dentro de este informe, se enumeraban y sintetizaban los impactos que las enfermedades infecciosas tenían en el continente. En el apartado de la tuberculosis afirmaba que, si bien la mortalidad por esta enfermedad había disminuido, continuaba haciendo estragos. En relación con la prevención, mencionaba la BCG: "En varias ciudades de distintos países han emprendido campañas sistemáticas de vacunación con la preparación llamada BCG (bacilo biliado de Calmette-Guérin), pero, por ahora, parece aventurado ofrecer opiniones en cuanto al valor o inocuidad de dicho método" (Cumming, 1932: 7).

Esta cita da cuenta de la disparidad de opiniones entre las burocracias médicas estatales y los médicos tisiólogos en general de América Latina y las autoridades de la OSP. Mientras estas solicitaban precaución, la mayoría de aquellos se aventuraba, tal vez por creer en el desarrollo de la ciencia francesa, a probarla y contribuir a la estandarización.

En 1933, apareció un nuevo artículo en la sección de "Crónicas", en el que se enumeraban las vacunas que circulaban en Occidente y más específicamente en América Latina. Sin embargo, a la hora de realizar un análisis de las pruebas que se llevaban a cabo, solo algunas eran analizadas. Por supuesto que la que demandó un mayor tratamiento fue la BCG no solo por la descripción y el análisis que se hacía de la información que se obtenía de los países donde había sido aplicada, sino también por las críticas que recibía.

Las conclusiones a las que llegaba con la BCG eran ambiguas y en muchos casos contrarias a su aplicación. Un ejemplo era el de Arroyo Ávila: "Deduce la necesidad de no hacer extensiva a gran escala la vacunación humana con BCG hasta no resolver en todas sus fases los problemas que se van presentando, no en una sola región, sino en cada sitio o lugar, con el objeto de hacer la aplicación adecuada de los datos recogidos, con el mínimo de riesgo" (*Boletín OSP*, 1933: 1238).

En ese artículo, la BCG era comparada con otras vacunas, como la AO japonesa, la Ferrán, la Friedmann o la variante S elaborada a partir de los experimentos de Petroff. Se recomendaba continuar los estudios sobre aquellas que eran sus contrincantes, salvo la Friedmann, a la cual desechaba por completo por los escasos resultados que habían proporcionado las pruebas. Por otra parte, se mencionaban aquellas que eran escasamente conocidas en América Latina, por ejemplo, la Schroeder o la Spahringer elaboradas en Inglaterra (*Boletín OSP*, 1933).

El artículo tenía una finalidad, si bien no especificada, de relativizar los resultados de la BCG a partir de dos elementos centrales: por un lado, las críticas de diferentes científicos a nivel internacional; por otro, compararla con otras vacunas que estaban siendo probadas en el mundo y en América Latina.

Esta mirada sobre la BCG se confirmó en un artículo escrito tiempo después por el médico Kendal Emerson, director ejecutivo de la Asociación Nacional Antituberculosa de Estados Unidos, titulado "Los últimos métodos en la lucha antituberculosa". En esta publicación, Emerson se refería a distintos medios terapéuticos dentro de los cuales mencionaba la BCG, pero su conclusión era bastante despectiva aduciendo que la demostración de sus méritos les correspondía a los partidarios de la vacuna y que "la incertidumbre que reina hacia ese vasto experimento francés procede, por lo menos en parte, de que los resultados no han sido objeto de adecuada comprobación científica para justipreciar su verdadero valor" (Emerson, 1935: 33).

Emerson parece que tuvo bastante influencia sobre la dirección de la OSP, ya que en el informe anual (1934-1935) del director cirujano general Hugh S. Cumming, en relación con la BCG, se adoptó "la doctrina Emerson", por la cual esta vacuna se reservaba "para aquellos casos en que por razones especiales la vacuna significa la única o mayor probabilidad de protección" (Cumming, 1935: 7).

En 1936, otra crónica trataba la temática de la tuberculosis en general en varios países de América Latina, Norteamérica y Europa, y nuevamente la BCG era objeto de controversias. El subtítulo con el que empezaba el tratamiento de la vacuna en cuestión era muy sugerente: "Pros y contras de la BCG" (*Boletín OSP*, 1936: 901). El artículo comenzaba con una serie de críticas muy fuertes, en especial en Europa y Norteamérica. Las conclusiones a las que arribaba eran bastante negativas para su aplicación masiva. Las principales críticas devenían de casos en América del Norte, Chile y Uruguay, y estaban centradas en la inmunidad parcial, en que "esa vacuna tiene peligros bastante evidentes, pues en los tuberculosos BCG se hace virulento" y en que "en un medio de alta mortalidad tuberculosa, podríase, en un periodo de 20 años, determinar algo con respecto al valor verdadero del BCG" (*Boletín OSP*, 1936: 902). Estas palabras eran extraídas de estudios, encuestas, editoriales de revistas científicas y autores que habían hecho estudios clínicos, epidemiológicos y bacteriológicos. Las críticas contrastaban con estudios epidemiológicos realizados en Brasil y Francia, Canadá y Estados Unidos, países en los cuales se la evaluaba satisfactoriamente. Si bien el escrito exponía una serie de experiencias, no llegaba a conclusiones finales: "La determinación de la eficacia o ineficacia de la BCG tiene que fundarse en el estado de vida ulterior a la edad donde estarán expuestos a las diversas formas de la tuberculosis crónica. Por ahora no se pueden modificar los actuales métodos profilácticos y no hay que abandonar el principio de que hay que separar al lactante sano del hogar tuberculoso" (*Boletín OSP*, 1936: 905).

En última instancia, lo que transmitía la revista era una prevención ante la intención de masificar la vacuna debido a las dudas que despertaba en diversos ámbitos científicos de América y Europa, y su combinación con otros medios de combate al contagio como el aislamiento de la familia que tuviera algún integrante tuberculoso. Por otra parte, pretendía fundamentar la doctrina Emerson, por la cual solo se podría aplicarla en ámbitos de peligro de contagio tuberculoso: "Estas investigaciones indican que la infección tuberculosa latente, en iguales condiciones de contagio, es menos frecuente y mucho menos importante en los vacunados con BCG que en los testigos" (*Boletín OSP*, 1936: 905).

En 1937, el boletín publicó un escrito que daba cuenta del impacto de la tuberculosis en diversos países de América Latina y las diferentes terapias que se implementaban, y la BCG aparecía como un instrumento de prevención de la enfermedad. Si bien se exponían varias experiencias nacionales en relación con distintas pruebas que se habían realizado con esta vacuna, la que tenía mayor desarrollo era la de Camille Kereszturi y William Park en una investigación de ocho años. Aunque las conclusiones eran especialmente positivas, estos autores recomendaban la doctrina Emerson: "La vacuna es inocua y aumenta considerablemente la resistencia a la tuberculosis, los autores creen que debe recomendarse su empleo profiláctico en las personas que no se han infectado todavía y que pueden hallarse luego expuestas al mal en su propia familia" (*Boletín OSP*, 1937: 1074).

En 1939, encontramos un artículo que exponía resultados con la BCG. Se trataba, como en otros casos, de experiencias llevadas a cabo en el segundo quinquenio de la década en varios países de la región, como Uruguay y Brasil, y algunos europeos, como Bélgica. La eficacia de la BCG en estos estudios epidemiológicos se contrastaba con la experiencia en Estados Unidos, donde la vacuna no era tan efectiva si se comparaban los vacunados con los no vacunados. Por otra parte, se realizaban comparaciones con otras vacunas, como la Maragliano, en las que se relativizaba la efectividad de la BCG dado que tendrían la misma eficacia (*Boletín OSP*, 1939). Las conclusiones a las que llegaban seguían siendo ambiguas, tanto en relación con su seguridad como con el tiempo que perduraba su inmunidad. Las dudas, incertidumbres y oposiciones explícitas o implícitas continuaban reflejándose en las publicaciones del boletín y dan la impresión de que fuera un campo de conflictos entre partidarios y opositores a la BCG.

Más allá de la existencia de perplejidades en los científicos, en el *Boletín OSP* se observan constantemente críticas destinadas a morigerar las pruebas en América Latina con la BCG, pues esta vacuna era el símbolo del desarrollo y la eficacia de la ciencia francesa. Desde nuestro punto de vista, las críticas se relacionaban con la necesidad que tenía la burocracia médica estadounidense de detentar una mayor influencia sobre los países latinoamericanos y por lo tanto la relativización de la eficacia del gran símbolo de la ciencia francesa era un objetivo clave.

En febrero de 1941, la BCG era mencionada en un escrito firmado por Allan J. Hruby, secretario del Consejo Directivo del Sanatorio Municipal de Tuberculosis de la ciudad de Chicago y miembro del Departamento de Tuberculosis del hospital del condado de Cook (Chicago). En este artículo se daba cuenta de la visión que se tenía en Estados Unidos sobre la BCG y lo sucedido a nivel internacional con su aplicación: "En la profilaxia tenemos que considerar también, y seriamente, la vacuna BCG, que, aunque ha encontrado aplicación y favor general en el extranjero, todavía no ha pasado los confines de la investigación en Estados Unidos" (Hruby, 1941: 25).

Las palabras de Hruby dan cuenta de los avances que había tenido la BCG en diversas partes del mundo, y en especial en América Latina, y contrastan con el rechazo y los reparos que había tenido la medicina estadounidense respecto de la vacuna francesa. Las controversias continuaron, a nivel latinoamericano y mundial, tras la Segunda Guerra Mundial.

6. CONCLUSIONES

En 1921, la OSP, primera organización supranacional del continente que se había creado a principios del siglo XX a fin de coordinar los esfuerzos de los diferentes países americanos para combatir las enfermedades y en la que tenía una fuerte influencia Estados Unidos, creó el *Boletín OSP*. Esta publicación tenía la finalidad de apoyar esos esfuerzos mediante el intercambio de conocimientos acerca de las problemáticas de salud de las poblaciones de los diversos países que la integraban. Es decir, el boletín estaba destinado a tratar temas vinculados a la solución de problemas sanitarios y dentro de estos se encontraba la tuberculosis y las herramientas destinadas a combatir la enfermedad, entre las cuales se destacó la BCG.

Las páginas de este boletín reflejaron las controversias que generó esta vacuna a nivel continental, en especial entre la ciencia francesa y la estadounidense, y los procesos de pruebas por parte de las medicinas nacionales latinoamericanas que intentaron desarrollar los mecanismos de estandarización necesarios para normalizar y legitimar la vacuna.

En 1941, ya habían pasado 20 años desde la primera prueba de la BCG, a cargo de Benjamin Weill-Hallé y Raymond Turpin, en París. En ese periodo, la vacuna pasó por varias crisis y desde 1927, por grandes controversias, que se reflejaron en las páginas del *Boletín OSP*.

Esas controversias hacían centro en las dudas que generaba su implementación por la estadística deficitaria que había presentado Calmette a nivel internacional, porque se suponía que su eficacia no era total, porque se trataba de una vacuna de origen biológico, por la competencia con otras vacunas y por el accidente de Lübeck. Estas controversias estuvieron cruzadas por competencias entre las ciencias nacionales por la hegemonía hacia América Latina. La ciencia francesa había tenido una fuerte injerencia entre finales del siglo XIX y principios del XX y uno de sus símbolos era la BCG. No obstante, en el periodo de entreguerras, Estados Unidos comenzó a generar acciones dirigidas a disputar y consolidar su influencia científica sobre el subcontinente, y una de esas acciones fue poner en duda la eficacia de la vacuna.

El *Boletín OSP* dio cuenta de los intentos de su burocracia, con una fuerte influencia norteamericana, de imponer su lógica a los demás países de América Latina. De esta forma, se transformó en un campo de competencias entre aquellos que eran partidarios de la BCG y aquellos que estaban en contra de su aplicación.

En ese sentido, podemos visualizar dos momentos. El primer periodo va desde 1927, cuando Calmette publica su primer artículo en pos de la adopción de la BCG como vacuna preventiva contra la tuberculosis en niños, hasta 1933, cuando se aprecia la controversia Calmette-Petroff. En este momento la BCG era escasamente conocida por parte de las élites médicas americanas; las pruebas, salvo en países puntuales, no eran masivas y la aplicación de la BCG estuvo signada por la tragedia de Lübeck y las críticas a la estadística de Calmette.

El segundo periodo va desde 1933 hasta 1940 y se distingue por una postura ambivalente: crítica de la burocracia norteamericana, acerca de la falta de mayores experimentos, versus las posiciones de médicos y burocracias médicas estatales de algunos países de América Latina que comenzaron la producción y la prueba sobre una mayor cantidad de poblaciones a fin de estandarizar la vacuna desde la producción, la aplicación, la dosis y la población misma. De esta forma, en este segundo periodo observamos como los médicos norteamericanos recomendaban precaución, en muchos casos, poniendo énfasis en los fracasos o peligros que significaba la BCG, y las posturas de los estudios epidemiológicos de varios países de América Latina que implementaron su estandarización y, frente a los resultados positivos, la veían como una herramienta valiosa para combatir la tuberculosis en la infancia.

Consideramos que si bien muchas de estas afirmaciones tenían un carácter científico, también estaban cruzadas por factores políticos y geopolíticos relacionados con la ciencia y las necesidades de las potencias de acceder o conservar áreas de influencia en el subcontinente latinoamericano.

BIBLIOGRAFÍA[4]

ARÁOZ ALFARO, Gregorio (1925): ""Conferencia sobre la tuberculosis", *Boletín de la Oficina Sanitaria Panamericana*, año 4, nº 9, pp. 297-303.

BENÉVOLO-DE-ANDRADE, Thereza Christina *et al.* (2005): "BCG Moreau Rio de Janeiro: an oral vaccine against tuberculosis-review", *Memorias do Instituto Oswaldo Cruz*, nº 100, pp. 459-465.

BLUME, Stuart (2024): *Vacunas, una historia polémica*, Buenos Aires, Godot.

Boletín OSP (1928): "Tuberculosis", *Boletín de la Oficina Sanitaria Panamericana*, año 7, nº 12, pp. 1490-1497.

— (1931): "Vacunación antituberculosa con BCG", *Boletín de la Oficina Sanitaria Panamericana*, nº 61, pp. 1-22, https://lc.cx/3T-Z6e.

— (1933): "Tuberculosis", *Boletín de la Oficina Sanitaria Panamericana*, año 12, nº 12, pp. 1224-1242.

— (1936): "Tuberculosis", *Boletín de la Oficina Sanitaria Panamericana*, año 15, nº 9, pp. 873-907.

— (1937): "Tuberculosis", *Boletín de la Oficina Sanitaria Panamericana*, año 16, nº 11, pp. 1062-1084, https://lc.cx/9UfrtD.

— (1939): "BCG", *Boletín de la Oficina Sanitaria Panamericana*, año 18, nº 5, pp. 478-480, https://lc.cx/Saqm7T.

BONAH, Christian (2007): *Histoire de l'expérimentation humaine en France. Discours e pratiques en France. 1900-1940*, París, Les Belles Lettres.

BRIMNES, Niels (2008): "BCG vaccination and WHO's global strategy for tuberculosis control 1948-1983", *Social Science & Medicine*, vol. 67, nº 5, pp. 863-873.

BRYDER, Linda (1999): "'We shall not find salvation in inoculation': BCG vaccination in Scandinavia, Britain and the USA, 1921-1960", *Social Science & Medicine*, vol. 49, pp. 1157-1167.

CABALLERO MARTÍNEZ, María Victoria y PORRAS GALLO, María Isabel (2023): "El papel de las organizaciones internacionales en la estandarización de los productos biológicos", en M. Velasco Martín, L. Mariño Gutiérrez y M. I. Porras Gallo (coords.), *Estandarización y aplicación de sueros y vacunas en España (1894-2018)*, Madrid, Los Libros de la Catarata, pp. 25-50.

4. Todas las consultas de las direcciones electrónicas aportadas se han realizado en noviembre de 2024.

Calmette, Albert (1927): "Estado actual de nuestros conocimientos sobre la vacunación antituberculosa", *Boletín de la Oficina Sanitaria Panamericana*, nº 7, pp. 530-540.

— (1931): "Puede temerse que la vacuna BCG se transforme en el organismo en bacilo tuberculoso virulento", *Boletín de la Oficina Sanitaria Panamericana*, año 10, nº 9, pp. 1153-1162.

Carbonetti, Adrián (2023): "Los inicios de la vacunación por BCG en el interior de la Argentina y la circulación de conocimientos. 1935-1942", Río Cuarto, II Congreso Nacional de Historia Local y Regional, 6-10 de noviembre.

Carrillo, Ana María (2022): "Recién nacidos y tuberculosis: un caso de accidente masivo por vacunación en México", en G. Vallejos *et al.* (eds.), *La historia de la salud y la enfermedad interpelada: Latinoamérica y España (siglos XIX-XXI)*, Lanús, Editorial de la UNLa, pp. 73-88.

Cueto, Marcos (2004): *El valor de la salud. Historia de la Organización Panamericana de la Salud*, Washington D. C., Organización Panamericana de la Salud.

Cumming, Hugh (1932): "Informe anual del director cirujano general H. S. Cumming, año económico 1931-1932", Washington D. C., Oficina Sanitaria Panamericana, 30 de junio, https://lc.cx/wjH9MS.

— (1935): "Informe anual del director cirujano general H. S. Cumming, año económico 1934-1935", Washington D. C., *Oficina Sanitaria Panamericana*, 30 de junio, https://lc.cx/Eb8uYp.

Dehnhardt, Walter (2022): "Producción de vacunas en el antiguo Instituto Bacteriológico de Chile", *Revista Chilena de Infectología*, vol. 39, nº 5, pp. 659-666, https://lc.cx/c159P6.

Donald, Peter *et al.* (2022): "Pathogenesis of tuberculosis: the 1930 Lübeck disaster revisited", *European Respiratory Review*, vol. 31, nº 164, pp. 1-13, https://lc.cx/WCuhZn.

Emerson, Kendall (1935): "Los últimos métodos en la lucha antituberculosa", *Boletín de la Oficina Sanitaria Panamericana*, año 14, nº 1, pp. 29-36, https://lc.cx/4rHLBf.

Fabio, José Luis di y Delgado García, Beatriz (2023): "Cien años de la *Revista Panamericana de Salud Pública*: visualización de sus contenidos", *Revista Panamericana de Salud Pública*, vol. 47, pp 1-12, https://lc.cx/V_eaHZ.

Fox, Gregory; Orlova, Marianna y Schurr Erwin (2016): "Tuberculosis in newborns: the lessons of the 'Lübeck Disaster (1929-1933)'", *PLOS Pathogens*, vol. 12, nº 1, pp. 1-10, https://lc.cx/YaoBoV.

Gómez, Fernando (1951): "Vacunación antituberculosa con BCG en el Uruguay", Medellín, V Conferencia Nacional de Tuberculosis, del 1 al 7 de julio.

Hruby, Allan (1941): "La farmacopea y el médico. ¿Cuándo son útiles las drogas en la tuberculosis pulmonar?", *Boletín de la Oficina Sanitaria Panamericana*, año 20, nº 2, pp. 125-133, https://lc.cx/la9wJN.

Luca, Simona y Mihaescu, Traian (2013): "History of BCG Vaccine", *MAEDICA: A Journal of Clinical Medicine*, vol. 8, nº 1, pp. 53-58.

Monnais, Laurence (2006): "Preventive Medicine And 'Mission Civilisatrice'. Uses of the BCG Vaccine in French Colonial Vietnam Between the Two World Wars", *IJAPS*, vol. 2, nº 1, pp. 40-66.

Nascimento, Dilene Raimundo do (2002): *Fundaçao Ataulpho de Paiva: Liga Brasileira contra a Tuberculose: um século de luta*, Río de Janeiro, Quadratim.

Petroff, Strashimir Attanos (1931): "Inmunización profiláctica de los recién nacidos con BCG", *Boletín de la Oficina Sanitaria Panamericana*, año 10, nº 9, pp. 1-22, https://lc.cx/WARUgq.

Preciado, José Ignacio Santos y Paredes, Carlos Franco (2011): "Iniciativas de salud en Latinoamérica. De la oficina sanitaria panamericana a la iniciativa mesoamericana de salud pública", *Salud Pública de México*, vol. 53, pp. 289-294.

Rosenberg, Clifford (2012): "The International Politics of Vaccine Testing in Interwar Algiers", *The American Historical Review*, vol. 117, nº 3, pp. 671-697.

Vessuri, Hebe (1994): "La ciencia académica en América Latina en el siglo XX", *Redes: Revista de Estudios Sociales de la Ciencia*, vol. 1, nº 2, pp. 41-76.

CAPÍTULO 6

EL PAPEL DE LA COLABORACIÓN DE JACOBUS DIRK VERLINDE CON ALBERT BRUCE SABIN EN LOS ENSAYOS DE LA VACUNA ORAL EN PAÍSES BAJOS Y EUROPA*

MARÍA VICTORIA CABALLERO, MARÍA TERESA BRANCACCIO
Y MARÍA ISABEL PORRAS GALLO

1. INTRODUCCIÓN

Las aportaciones realizadas desde 1949 por los trabajos del científico y profesor de epidemiología en la Johns Hopkins School of Hygiene and Public Health David Bodian (1910-1992) y su equipo de colaboradores evidenciaron la existencia de diferencias entre las distintas cepas de poliovirus, tras la realización de un ensayo a gran escala en la John Hopkins University, financiado gracias a una ayuda de la National Foundation for Infantile Paralysis (NFIP) (Oshinsky, 2005: 60). Simultáneamente, el hallazgo del médico y bacteriólogo John Franklin Enders (1897-1985), junto a sus jóvenes colaboradores en la División de Investigación sobre Enfermedades Infecciosas del Boston Children's Hospital, los médicos Thomas Huckle Weller (1915-2008) y Frederick Chapman Robbins (1916-2003), de que los poliovirus (cepa Lansing) podían propagarse en cultivos *in vitro* de tejidos embrionarios humanos de origen no nervioso (tejido cutáneo y muscular de embrión humano) supuso una inflexión definitiva en el largo camino hacia la prevención de la poliomielitis mediante la producción de vacunas (Enders, Weller y Robbins, 1949). Este importante

* Esta investigación forma parte del Proyecto referencia PID2019-108813GB-I00 financiado por MCIN/AEI/10.13039/501100011033/ y por FEDER Una manera de hacer Europa.

descubrimiento, presentado por sus autores en la II Conferencia Internacional de Poliomielitis de Copenhague en 1951 (Enders, 1952: 33-43; Enders, Robins y Weller, 1952: 427-428), supuso "el fin de la era de los monos y el comienzo de la era de los cultivos celulares" (Paul, 1952: 376-381). En dicha conferencia, Jonas Salk (1914-1995) presentó los resultados del trabajo de investigación realizado para la clasificación del poliovirus (Salk, 1952), en cuya elaboración habían participado los siete miembros del Comité de Tipificación nombrado por la NFIP en 1948 (The Committee on Typing of the NFIP, 1951). Esta comunicación fue uno de los acontecimientos más destacables de este evento, dada la envergadura del trabajo desarrollado y su importancia epidemiológica (Paul, 1952). Tras la celebración de esta Conferencia Internacional de 1951 se vislumbró como algo factible ganar la batalla a la poliomielitis, mediante la consecución de una vacuna efectiva (Oshinsky, 2005: 156). La investigación posterior se centró en dos tipos distintos de vacunas: las inactivadas y las atenuadas, que fueron puestas a punto en varios laboratorios de Estados Unidos, Canadá y Europa, siendo la inactivada de Jonas Salk y la atenuada de Albert Sabin (1906-1993) las que alcanzaron mayor implantación mundial.

En 1950, la Organización Mundial de la Salud (OMS), en su Tercera Asamblea Mundial, recomendó la creación de un Comité de Expertos de Poliomielitis para que coordinara toda la investigación internacional sobre la enfermedad[1]. La primera sesión de dicho Comité se celebró entre los días 14 y 19 de septiembre de 1953 y su primer informe técnico compiló toda la información existente sobre la poliomielitis hasta ese momento. En la introducción del informe se reconoció la poliomielitis como uno de los grandes problemas de salud pública internacional (WHO Expert Committee on Poliomyelitis, 1954: 1-4) y en el punto final del informe se establecieron las recomendaciones y prioridades para la investigación, refiriéndose a los estudios sobre las pruebas de potencia e inocuidad de las vacunas como objetivos urgentes (*ibidem*: 40-46).

1. Resolución WHA3, Off. Rec. WHO, 28, 22 de mayo de 1950. Wld Hlth Org. techn. Rep. 1954 Ser. 81, 3, p. 3, https://lc.cx/FGp-aH.

En el ámbito europeo surgió la necesidad de dar una respuesta común, que marcara las políticas nacionales frente a la poliomielitis de los países del área. Con dicho objetivo, en 1951 se creó la Asociación Europea contra la Poliomielitis (AEP), con el apoyo de la OMS y de la NFIP (Porras *et al.*, 2012: 280).

La OMS se ocupó de que todo ese conocimiento fuese recogido en otro documento clave, una monografía sobre la poliomielitis, publicada en 1955 (WHO, 1955)[2]. En dicho texto, Albert B. Sabin presentó los resultados de sus trabajos experimentales en monos, realizados en su laboratorio del Cincinnati Children's Hospital con una vacuna viva, que habían comenzado en 1951. Sus trabajos, financiados también por la NFIP, se dirigieron especialmente al estudio del procedimiento de atenuación, su medida y su control. Este trabajo mostraba la vía oral como la más efectiva para la producción de anticuerpos, contrastándolo con los primeros resultados de las vacunas inactivadas, que planteaban la desventaja, a su criterio, de la necesidad de mejorar su poder antigénico y de la revacunación periódica, así como de la necesidad imprescindible de mejorar su seguridad mediante la modificación de las propiedades paralitogénicas (Sabin, 1955a: 315).

En ese momento, sin embargo, se estaba ultimando el gran ensayo dirigido por Thomas Francis (1900-1969) con la vacuna inactivada de Salk, iniciado en 1954 y cuyos buenos resultados fueron presentados pomposamente el 12 de abril de 1955. Dos horas más tarde, se autorizó la distribución y uso de la vacuna de Salk en Estados Unidos en la primera campaña masiva de vacunación contra la polio (Oshinsky, 2005: 218-222). Sin embargo, a finales de abril de 1955, comenzaron a registrarse algunos casos de parálisis en niños recién vacunados con la vacuna producida por los Laboratorios Cutter de Berkeley (California) (Oshinsky, 2005: 222). Este suceso,

2. En esta monografía participaron, como expertos, algunos de los más ilustres investigadores del momento en el campo de la poliomielitis, como el virólogo sudafricano John Hallward Gear (1908-1974), el médico y bacteriólogo John F. Enders, los epidemiólogos de la OMS Anthony Monk Mason Payne y Mathieu-Jean Freyche, el virólogo sueco Sven Gard, el pediatra francés Robert Debré (1882-1978), el bacteriólogo canadiense Andrew James Rhodes, el virólogo Hilary Koprowski y Albert Sabin, entre otros.

conocido como incidente Cutter, obligó a revisar en profundidad y varias veces el procedimiento de producción (WHO Expert Committee on Poliomyelitis, 1955: 14), provocando cierta desconfianza entre los investigadores europeos que estaban poniendo a punto vacunas propias inactivadas, como fue el caso de Sven Gard (1905-1998), virólogo del Karolinska Institutet. Este virólogo sueco, siguiendo un procedimiento y unas cepas diferentes a las utilizadas por Salk, le propuso al estadounidense modificar su método para dotar a la vacuna de mayor seguridad (Gard, 1955a: 202-205)[3]. Gard presentó su propia vacuna el 19 de abril de 1955, siete días después del anuncio por parte de Francis de la vacuna de Salk (Axelsson, 2012: 320).

Tras el incidente Cutter, el interés científico internacional por una alternativa a la vacuna Salk se iba incrementando y, de hecho, algunos de los virólogos más destacados del momento, como John Enders, Albert B. Sabin y el sueco Sven Gard, plantearon dudas sobre la seguridad de su vacuna, así como sobre la inmunización adquirida a largo plazo (Gard, 1956).

Otros científicos del momento se habían dedicado al desarrollo de una vacuna viva por vía oral que, al menos teóricamente, al emular la infección natural, podría conseguir una inmunidad a largo plazo, evitando así el riesgo de la enfermedad paralítica (Payne, 1957). Uno de ellos fue el virólogo Hilary Koprowski (1916-2013), pionero en mostrar que una vacuna oral atenuada podía producir inmunidad en el sistema digestivo del ser humano (Koprowski y Plotkin, 1955) y que, en el curso de cinco años de investigación en los Laboratorios Lederle, bajo la dirección del doctor Herald R. Cox (1907-1986), llevó a cabo diversos experimentos con su propia vacuna oral (Koprowski y Plotkin, 1996).

En 1955, Sabin mantenía que en ambos tipos de vacunas, la inactivada y la viva, aún era necesario continuar con la experimentación en animales, antes de iniciar un ensayo con humanos, y sugirió la posibilidad de poder utilizar en un futuro ambas vacunas

3. Gard demostró que al reproducir el procedimiento de inactivación de Salk los resultados eran irregulares en cuanto a la presencia de virus en la vacuna y que por tanto existía el riesgo de contener virus activos (Gard, 1955).

de manera combinada, a fin de garantizar su completa seguridad (Sabin, 1955b). Por entonces Sabin llevaba cuatro años trabajando con diferentes cepas de poliovirus en su laboratorio de Cincinnati y esperaba autorización para su elaboración y distribución a partir de 1957.

En este contexto, Jacobus Dirk Verlinde (1910-1987), director del Instituto de Medicina Preventiva de la Universidad de Leiden, empezó a colaborar de manera muy activa en la promoción y experimentación con la vacuna de Sabin en Países Bajos, aunque su relación científica y personal con Albert Sabin había comenzado en 1947, como se pondrá de relieve más adelante.

En el marco de la historia social de la medicina y utilizando diversas fuentes (correspondencia del archivo de Sabin, documentos de la OMS obtenidos de su repositorio IRIS, junto con otras fuentes epidemiológicas y bibliografía secundaria), nuestro trabajo analiza los inicios de la cooperación internacional desplegada en la investigación y ensayo de la vacuna de Sabin, especialmente, en el ámbito de Países Bajos y de otros países del entorno europeo y, de una manera especial, nuestra atención se centra en mostrar el crucial papel desempeñado en ello por el científico neerlandés Jacobus Dirk Verlinde. Además, ponemos de relieve como la estancia de investigación realizada por el neerlandés en el laboratorio de Sabin, con la ayuda de una beca de la Fundación Rockefeller, marcó el inicio de la colaboración entre ambos científicos.

2. PRIMERAS COLABORACIONES ENTRE JACOBUS VERLINDE Y ALBERT SABIN

La relación profesional y científica e incluso personal entre Verlinde y Sabin se inició en 1947, cuando el neerlandés, por entonces profesor de Bacteriología en la Universidad de Leiden, pudo disfrutar de una beca de la Fundación Rockefeller para visitar durante dos meses los laboratorios más importantes de Estados Unidos en la investigación sobre virus. Ambos científicos ya se conocían y fue el mismo Sabin quien recibió a Verlinde y le presentó a Harry

Weaver (1909-1977), director de investigación de la NFIP[4]. Durante dicho periplo, Verlinde tuvo ocasión de visitar, entre muchos otros, el laboratorio de Sabin en el Cincinnati Children's Hospital, que le serviría para conocer en detalle sus trabajos de laboratorio y para mejorar técnicamente sus propias instalaciones en Leiden[5]. Ambos científicos ya colaboraban y siguieron haciéndolo durante años, en el campo de los virus neurotropos, especialmente en el campo de la toxoplasmosis y la encefalitis japonesa B, así como en el de otros virus, como los enterovirus e incluso el dengue, antes de llegar a compartir su interés por el estudio del poliovirus[6].

Tras su viaje a Estados Unidos, Verlinde recibió, entre otras, cepas Lansing, enviadas desde la Universidad Estatal de Nueva York por Harry Feldman (1914-1985)[7], investigador y epidemiólogo colaborador en aquellos años de Albert Sabin, tanto en el estudio de la poliomielitis como de la toxoplasmosis, y cuyo laboratorio también había sido visitado por el bacteriólogo holandés. Así pues, Verlinde inició su trabajo en el campo del poliovirus, cuyos primeros resultados se expusieron, a instancia de Sabin, en la Primera Conferencia Internacional de Poliomielitis, que se celebró en Nueva York en julio de 1948[8]. Su relación profesional continuó durante los años siguientes y, posteriormente, se encontraron en Copenhague, durante la Segunda Conferencia Internacional de Poliomielitis de 1951, donde discutieron los resultados de las pruebas de hemaglutinación con diferentes virus, incluido el

4. Letter from Sabin, Albert B. to Weaver, H. M., dated 1947-09-19. General, 1946-47, Correspondence, NFIP, letter, 1947-09-19. Sabin Archives UC, https://lc.cx/CE8N-6.
5. Verlinde, J. D., 1947-62, Correspondence, Individual, letter, 1948-02-09. Letter from Sabin, Albert B. to Verlinde, J. D., dated 1948-02-09. Sabin Archives UC, https://lc.cx/oj5BtU.
6. Verlinde, J. D., 1947-62, Correspondence, Individual, letter, 1947-10-28. Letter from Verlinde, J. D. to Sabin, Albert B., dated 1947-10-28. Sabin Archives UC, https://lc.cx/TqVOSn.
7. Letter from Feldman, Harry A. to Verlinde, J. D., dated 1947-09-25. Verlinde, J. D., Correspondence. Feldman, Harry A., Correspondence. Sabin Archives UC, https://lc.cx/9QSEfw.
8. Verlinde, J. D., 1947-62, Correspondence, Individual, letter, 1948-01-29. Letter from Verlinde, J. D. to Sabin, Albert B., dated 1948-01-29. Sabin Archives UC, https://lc.cx/ovQMWI.

poliovirus, que ambos estaban ensayando en sus respectivos laboratorios y que también formaba parte de la investigación del científico sueco Sven Gard[9].

Estas colaboraciones previas cobrarían más relevancia a partir de finales de 1955, tras el comienzo de la primera campaña masiva de vacunación con la vacuna inactivada de Salk, cuando Sabin percibió que no contaba con un verdadero apoyo de la NFIP para su vacuna viva atenuada, pese a los buenos resultados obtenidos en los ensayos a pequeña escala realizados hasta ese momento. De hecho, aún no se le permitía efectuar un ensayo a gran escala con su vacuna en su propio país[10]. En esas circunstancias, Sabin comenzó a construir una red de científicos interesados en probar su vacuna en sus respectivos países.

En 1956, algunos investigadores se unieron a ese proyecto de investigación cooperativo con Sabin. Entre ellos, en Europa, el microbiólogo holandés Jacobus Dirk Verlinde, miembro del Consejo de Salud Holandés (National Health Council-NHC). Verlinde, que también formaba parte del Comité de Vacunación contra la Poliomielitis de su país, desaconsejó la vacuna Salk, abogando por una vacuna atenuada que proporcionara una inmunidad suficiente y más duradera (Lindner y Blume, 2006: 429). Pero el NHC, tras haber sido modificado el procedimiento de fabricación de la vacuna de Salk y ante el repunte de casos de polio en Países Bajos a partir de 1955, anunció en 1956 que debería comenzar la vacunación masiva con la vacuna Salk, planteándose producir dicha vacuna en el propio país. Por su parte, el Instituto Nacional de la Salud de Países Bajos (National Health Institute-NHI) planteaba que el sistema sanitario debía prepararse mejor ante una posible epidemia. De hecho, algunos inspectores sanitarios y miembros del *staff* llevaban ya unos años interesados en el problema de la polio, acudiendo a encuentros científicos internacionales, como la Conferencia Internacional de Nueva York, los encuentros de

9. Gard, Sven, 1947-66, Correspondence, Individual, letter, 1950-07-11. Letter from Sabin, Albert B. (Albert Bruce), 1906-1993, Correspondence to Gard, Sven dated 1950-07-11. Sabin Archives UC, https://lc.cx/xeLvqo.
10. Albert Sabin to David Johnson, 1955-10-26, https://lc.cx/6C7fbV.

los expertos de la OMS o los simposios de la AEP (Houwaart y Van Vliet, 2016).

En ese contexto, en medio de la controversia existente en Países Bajos sobre la conveniencia de implantar un programa de vacunación contra la polio ante una epidemia por un poliovirus de tipo 1 que empezaba a alarmar a las autoridades sanitarias, Verlinde se dirigió a Sabin a finales de 1956 para solicitarle muestras de sus tres tipos, solicitud que refirió compartir con el profesor Rijk Gispen, director del Instituto Estatal de Salud Pública de Utrecht, con el que cooperaba en aquel momento[11]. Para entonces, Sabin acababa de llegar a un acuerdo con el Vaccine Advisory Committee de la NFIP, que no le permitía distribuir ninguna de las cepas seleccionadas como las más atenuadas por Sabin, hasta que no hubiera preparado amplios lotes de su vacuna para ser probada en animales y en un grupo de voluntarios, pero esto no sería antes de febrero de 1957, por lo que Sabin le propuso participar en una investigación internacional el siguiente invierno, a lo que Verlinde accedió sin dudarlo[12].

En octubre de 1956, el doctor Piet Muntendam, en calidad de director general de Salud Pública de Países Bajos, durante un viaje por Estados Unidos, se había dirigido a Sabin para manifestarle que era "partidario de prepararse para la producción de vacunas de virus vivos en Países Bajos, en el Instituto Estatal de Salud, y, en estrecha colaboración con Verlinde, para la realización de estudios sobre la vacuna de Sabin en su país"[13]. Verlinde iba a ser, por tanto, el primer científico en recibir y ensayar las cepas vacunales de Sabin en Europa[14].

---

11. Netherlands Cooperative Study, 1956-60, Studies, OPV, letter, 1956-10-13. Letter from Verlinde, J. D. to Sabin, Albert B., dated 1956-10-13. Sabin Archives UC, https://lc.cx/QDPyFp.
12. Netherlands Cooperative Study, 1956-60, Studies, OPV, letter, 1956-11-01. Letter from Verlinde, J. D. to Sabin, Albert B., dated 1956-11-01. Sabin Archives UC, https://lc.cx/_tY8mj.
13. Netherlands Cooperative Study, 1956-60, Studies, OPV, letter, 1956-11-05. Letter from Sabin, Albert B. to Verlinde, J. D., dated 1956-11-05. Sabin Archives UC, https://lc.cx/TLp3Nh.
14. Netherlands Cooperative Study, 1956-60, Studies, OPV, letter, 1956-10-23. Letter from Sabin, Albert B. to Verlinde, J. D., dated 1956-10-23. Sabin Archives UC, https://lc.cx/-GzT3C.

Pero el devenir de los acontecimientos hizo que, ante la importante epidemia de poliomielitis que estaba sufriendo el país (1.784 casos paralíticos, de un total de 2.206, tasa de 20,26 por 100.000) (Nájera *et al.*, 1975: 966), se decidió iniciar un programa de vacunación masiva con vacuna inactivada, no sin polémica en los círculos científicos del país entre los partidarios y los contrarios a adoptar esa estrategia. Así, en diciembre de 1956, el ministro de Salud neerlandés dio su autorización para la importación de la vacuna inactivada producida en Bélgica, haciéndose cargo el estado de su aplicación gratuita a las cohortes establecidas como prioritarias (Lindner y Blume, 2006: 435-439). Sin embargo, según informó el representante del Ministerio de Salud en el V Simposium de la AEP de 1958, las inmunizaciones se iniciaron en el otoño de 1957, con vacuna Salk americana, administrada solo a los nacidos en 1955 y planificado como un ensayo o programa piloto (De Haas, 1959: 39). Esta campaña se abordó mediante la administración de una dosis de vacuna inactivada, añadida a la vacuna combinada DPT (difteria, tosferina, tétanos), producida en el Rijksinstituut voor Volksgezondheid (RIV) o Instituto Serológico Nacional neerlandés (Lindner y Blume, 2006: 435-439). El éxito en sus resultados en términos de estrategia y cobertura vacunal, que alcanzó al 80-90% de la población diana prevista, determinó que, a partir de 1958, este Instituto Serológico (RIV), bajo la responsabilidad del Ministerio de Salud, que había creado una nueva unidad para su desarrollo e innovación tecnológica, la Unidad Bilthoven (cerca de Utrecht) (Houwaart y Van Vliet, 2016), se hiciera cargo de la producción de una vacuna antipoliomielítica inactivada propia.

3. EL PROTAGONISMO DE VERLINDE EN LOS ENSAYOS CON LA VACUNA SABIN EN PAÍSES BAJOS Y EUROPA

Entretanto, Verlinde continuó su estudio y trabajo de colaboración con Sabin sobre las cepas de su vacuna, así como sobre las cepas de poliovirus aisladas en su laboratorio durante la epidemia habida en Países Bajos[15], hasta que, en abril de 1957, Sabin le comunicó que tenía la autorización de la NFIP para enviar alícuotas de los grandes lotes de su vacuna de cada uno de los tres tipos de poliovirus a cualificados científicos fuera de Estados Unidos. Sabin planeaba viajar a Europa de inmediato y almacenar uno de esos grandes lotes en el laboratorio de Verlinde en Leiden[16]. De este modo, se podía dar respuesta a la recomendación efectuada, en julio de 1957, por el Comité de Expertos en Poliomielitis de la OMS de que se hicieran ensayos de campo controlados con poliovirus vivos atenuados (WHO Expert Committee on Poliomyelitis, 1958: 25). Sabin podía proporcionar grandes lotes de su vacuna a investigadores cualificados de otros países del mundo[17]. Como Verlinde fue el primer receptor europeo de las cepas de poliovirus seleccionadas por Sabin, pudo presentar los primeros resultados de sus ensayos en el V Simposio de la AEP de septiembre de 1958, aunque no formaba parte del programa de dicha reunión. Sin embargo, el protagonismo que estaba alcanzando la vacuna Sabin motivó que su presidente, el pediatra suizo Guido Fanconi, preguntara si alguno de los participantes tenía experiencia con la vacuna oral, siendo Verlinde el único asistente con dicha experiencia. En el VI Simposium de la AEP, celebrado en septiembre de 1959 en Múnich, tal como Verlinde le había anticipado a Sabin, la vacunación con virus vivos atenuados estuvo incluida como uno de los principales temas del programa[18].

Cuando Sabin envió los lotes de su vacuna a Verlinde, le informó también de que lotes similares habían sido enviados a México, Sudáfrica y la antigua URSS, y pidió a Verlinde que se ocupara de enviar una parte de las muestras al profesor italiano Augusto

15. Netherlands Cooperative Study, 1956-60, Studies, OPV, letter, 1956-12-18. Letter from Verlinde, J. D. to Sabin, Albert B., dated 1956-12-18. Sabin Archives UC, https://lc.cx/tDyuIY.
16. Netherlands Cooperative Study, 1956-60, Studies, OPV, letter, 1957-04-09. Letter from Sabin, Albert B. to Verlinde, J. D., dated 1957-04-09. Sabin Archives UC, https://lc.cx/bBz6LU.
17. Sabin to Anthony M. M. Payne, 1957-11-11, World Health Organization Correspondence, Cooperative Studies 1957-60, Box 19, File 16, Sabin Archives UC, https://lc.cx/yQjnUf.
18. Verlinde to Sabin, 1958-10-21, Correspondence Netherlands Cooperative Study 1956-60, Sabin Archives UC, https://lc.cx/JCrw21.

Givanardi (1904-2005) del Instituto de Higiene de la Universidad de Milán, científico que también estaba dispuesto a realizar ensayos a pequeña escala con la vacuna de Sabin[19]. Durante su viaje a Europa, el científico estadounidense se iba a desplazar a Praga, donde también estaban interesados en su vacuna. Efectivamente, Sabin iniciaba así un viaje por Europa que se prolongaría durante un mes y que podía ser clave para la promoción del uso de su vacuna, pues desde Praga se desplazaría a Bucarest para asistir a un congreso médico en calidad de representante de la Academia Nacional de Ciencias y, posteriormente, a Moscú, donde había sido invitado a dar diversas conferencias sobre su programa de vacunación, antes de volver a Estados Unidos a finales de mayo de 1957, para posteriormente visitar México[20]. Además, se dirigió a Stuart Harris (1909-1996), virólogo, académico y profesor en la Universidad de Sheffield, que también se había formado en Estados Unidos gracias a una beca de la Fundación Rockefeller y era miembro del Comité de Expertos de polio de Reino Unido, el Poliomyelitis Vaccines Committee of the Medical Research Council[21], para plantearle la posibilidad de tener un encuentro de trabajo en Londres antes de volver a Estados Unidos para hablar de un posible ensayo de su vacuna en Gran Bretaña[22], una vez que Reino Unido ya había puesto en marcha el programa de vacunación con la vacuna inactivada de Salk elaborada por Glaxo, con irregulares resultados y coberturas (Caballero Martínez, 2018).

En junio de 1957, Verlinde efectuó el primer ensayo clínico de la vacuna Sabin en Europa, realizado a pequeña escala, en 50

19. Correspondence, Cooperative Studies, 1957, Studies, OPV, letter, 1957-04-15 Letter from Sabin, Albert B. to Giovanardi, A., dated 1957-04-15. Sabin Archives UC, https://lc.cx/Ynstl_.

20. Mexico Cooperative Study, 1958-64, Studies, OPV, letter, 1957-04-08. Letter from Sabin, Albert B. to Ramos-Alvarez, Manuel dated 1957-04-08. Sabin Archives UC, https://lc.cx/8ySu2C.

21. Los miembros de ese Comité creado en 1955 fueron el profesor Stuart Harris (como presidente), los profesores George W. A. Dick (de Irlanda del Norte), Edward T. C. Spooner y Austin Bradford Hill, el señor Herbert J. Seddon y los doctores T. Anderson, William C. Copckburn, William H. Bradley, John A. Dudgeon, Frederic O. MacCallum, Charles Metcalfe Brown, Walter L. M. Perry, I. N. Sutherland, Graham S. Wilson y John Knowelden.

22. Stuart Harris, C. H., Cooperative Study, 1956-58, Studies, OPV, letter, 1957-04-15. Letter from Sabin, Albert B. to Stuart Harris, C. H., dated 1957-04-15. Sabin Archives UC, https://lc.cx/49wIwj.

personas, entre adultos y niños, al margen de su estado de inmunidad previo, y utilizó como sujetos de inmunización a su propia familia y a la de sus asistentes, a los que aplicó las pruebas de inmunidad pre- y posvacunal y las pruebas de neurotropismo de los virus excretados, refiriendo la aparición de escasos y muy leves efectos adversos. Y según le refería a Sabin, las autoridades se mostraban muy interesadas en sus satisfactorios resultados preliminares, por lo que esperaba ser autorizado por el NHC para continuar realizando nuevos ensayos[23].

Igualmente, en junio de 1957, Giovanardi tenía también todo dispuesto para iniciar su trabajo experimental con la vacuna Sabin en Italia, incluyendo como sujetos de experimentación a pacientes del Hospital Psiquiátrico de Varese[24], aunque su puesta en marcha se demoraría porque parte de las muestras remitidas por Verlinde llegaron en mal estado.

Verlinde trabajó en la búsqueda de nuevos nichos en los que experimentar la vacuna de Sabin. En esta línea, en septiembre de 1957, el científico neerlandés informó a Sabin que había enviado una cierta cantidad de vacuna a un bacteriólogo de Curaçao, isla que formaba parte de las Antillas Neerlandesas en el Caribe, con la intención de hacer todo lo posible para poder realizar allí ensayos que contribuyeran a que las autoridades aprobaran, por fin, la realización de un ensayo a gran escala de la vacuna viva en su país, ya que la campaña de vacunación con la vacuna inactivada seguía su curso y en el Consejo de Salud no había demasiados partidarios de introducir la vacuna oral por el momento[25].

Posteriormente, también en septiembre de 1957, Sabin informó a Verlinde sobre la situación en Estados Unidos, pues en ese momento su vacuna estaba siendo envasada por Merck Sharp and

23. Netherlands Cooperative Study, 1956-60, Studies, OPV, letter, 1957-06-12. Letter from Verlinde, J. D. to Sabin, Albert B., dated 1957-06-12. Sabin Archives UC, https://lc.cx/Q_fb_v.

24. Correspondence, Cooperative Studies, 1957, Studies, OPV, letter, 1957-06-17. Letter from Giovanardi, A. to Sabin, Albert B., dated 1957-06-17. Sabin Archives UC, https://lc.cx/Rf1-aA.

25. Netherlands Cooperative Study, 1956-60, Studies, OPV, letter, 1957-09-17. Letter from Verlinde, J. D. to Sabin, Albert B., dated 1957-09-17. Sabin Archives UC, https://lc.cx/B3CXun.

Dohme Company, habiendo disponibles hasta dos millones de dosis de cada tipo. Igualmente, le recordó a Verlinde el compromiso adquirido durante la pasada reunión del Comité de Expertos de Poliomielitis de la OMS, celebrada en Ginebra en julio de 1957, con el doctor Charles Herbert Stuart Harris para enviarle desde su laboratorio en Leiden muestras de la vacuna para ser utilizada en los ensayos que estaba previsto realizar en Inglaterra[26]. Parte de ese material debía remitirse al doctor Alan Goffe, director del Wellcome Research Laboratories de la Wellcome Foundation, con sede en Londres, ya que sería el encargado de realizar las pruebas de virulencia de las muestras de los pacientes participantes en estos ensayos, el primero de los cuales sería el liderado por el propio Stuart Harris en Sheffield, así como de los estudios serológicos de los sujetos inmunizados[27]. De acuerdo con estas indicaciones de Sabin, dicho envío se materializó en el mes de noviembre de 1957[28].

Para finales de noviembre de 1957, a requerimiento del doctor Anthony M. Payne (1911-1970), secretario del Comité de Expertos de Poliomielitis de la OMS y subdirector general en la División de Enfermedades Notificables de dicho organismo internacional, Sabin informó a la OMS que ya contaba con el apoyo del Vaccine Advisory Committee de la NFIP, dirigido por Basil O'Connor, y también del doctor Tom M. Rivers (1888-1962), como del resto de los miembros del Comité, para seguir las recomendaciones del Comité de Expertos de la OMS[29] y promover nuevos ensayos clínicos con su vacuna. Asimismo, le informó que la OPS estaba dispuesta a enviar un millón de dosis, de cada uno de los tres tipos vacunales, para ser ensayadas al año siguiente en

26. Netherlands Cooperative Study, 1956-60, Studies, OPV, letter, 1957-09-25. Letter from Sabin, Albert B. to Verlinde, J. D., dated 1957-09-25. Sabin Archives UC, https://lc.cx/-eTevı.

27. Netherlands Cooperative Study, 1956-60, Studies, OPV, letter, 1957-10-04. Letter from Verlinde, J. D. to Sabin, Albert B., dated 1957-10-04. Sabin Archives UC, https://lc.cx/R11PBF.

28. Stuart Harris, C. H., Cooperative Study, 1956-58, Studies, OPV, letter, 1958-01-17. Letter from Goffe, Alan P. to Sabin, Albert B., dated 1958-01-17. Sabin Archives UC, https://lc.cx/zuNVGN.

29. WHO Expert Committee on Poliomyelitis & World Health Organization, *Expert Committee on Poliomyelitis [meeting held in Geneva from 15 to 20 July 1957]: second report*, Ginebra (1958), https://lc.cx/ovdfkJ.

países latinoamericanos, describiéndole la situación en la que se encontraba la investigación con su vacuna en el resto del mundo. De este modo, le informó sobre qué científicos y laboratorios disponían ya de alícuotas de su vacuna. Entre ellos, figuraban los siguientes doctores: el virólogo experto en enterovirus James H. S. Gear (1905-1994), en Sudáfrica; el médico británico James Hale (1917-2012), en Singapur, director del departamento de bacteriología en la Universidad de Malasia; el microbiólogo Mikhail Petrovich Chumakov (1909-1993), en Moscú; el virólogo Anatoly Alexandrovich Smorodintseff (1901-1986), en Leningrado, que estaba finalizando satisfactoriamente un ensayo con 100 niños y esperaba autorización para abordar un ensayo a gran escala con más de 100.000 sujetos; Jacobus Dirk Verlinde, en Holanda (que había completado su estudio en ocho familias) y los doctores Manuel Ramos y Rodrigo Gómez, en Ciudad de México, donde ya habían finalizado el estudio con 73 niños y estaban a punto de continuar con un nuevo ensayo en otros 227 sujetos. De igual modo, Sabin añadía que se le había solicitado vacuna para realizar un ensayo en dos nuevos lugares: Japón, por parte del doctor Masami Kitaoka (1903-1979), que estaba ya autorizado por las autoridades locales para abordar un estudio a pequeña escala en el mes de diciembre de 1957, y Chile, por parte del virólogo Guillermo Contreras (1920-2017), junto al pediatra y profesor Arturo Scroggie, puesto que ambos proyectaban abordar un ensayo en el mes de abril de 1958 para inmunizar a 300 sujetos de una institución infantil. Igualmente, le informó puntualmente sobre los diferentes ensayos de la vacuna que se venían realizando en Estados Unidos, que incluía su propio trabajo sobre las de tipo 1 y 3 en residentes de una institución, el estudio del doctor John P. Fox (1908-1987), profesor de epidemiología en la Universidad de Tulane, para el estudio en una serie de familias de Luisiana y el del doctor John R. Paul (1893-1971) y su equipo de la Yale School of Medicine, que se había propuesto realizar un estudio en una comunidad para ser administrada la vacuna a solo un individuo de cada familia y estudiar su transmisión.

Aquel, efectivamente, era un momento crítico para que la OMS valorara correctamente la seguridad de las vacunas orales disponibles y los ensayos con la vacuna de Sabin. Según manifestaba el doctor Payne, como figura de referencia del organismo sanitario internacional, estos ensayos presentaban muy buenos resultados para las cepas 1 y 2, aunque planteaba dudas para las de tipo 3, según los resultados informados por Verlinde. Mientras que la vacuna del doctor Herald R. Cox (1907-1986), director de investigación en virus de los Laboratorios Lederle, estaba ensayándose en Minnesota con un tipo 1 SM-virus y, por su parte, Koprowski, ya fuera de los Laboratorios Lederle y recién asumida la dirección del Instituto Wistar (1957-1991), planificaba un ensayo a gran escala en el Congo Belga con su vacuna[30]. En aquel momento, ciertamente, la OMS no tenía aún suficientes argumentos para su comparación y tocaba decidir la crucial cuestión de cuál sería la vacuna viva más adecuada y segura.

La cooperación entre Verlinde y Sabin continuó muy de cerca durante 1957 y 1958. Ambos científicos mantuvieron una comunicación permanente y especialmente centrada en el análisis detallado de los resultados obtenidos en el primer ensayo de Verlinde, analizando de manera muy específica la respuesta a la vacuna de tipo 3 y a las pruebas de neurotropismo que Verlinde había realizado, ya que esta cepa había mostrado un cierto incremento en las pruebas de neurovirulencia, que resultaba inaceptable para que Sabin viera aprobada su vacuna por la OMS.

En este fructífero periodo de colaboración, el científico holandés, además, pudo conseguir que las autoridades le autorizaran, a finales de 1957, la realización de un nuevo ensayo a pequeña escala en Países Bajos y se mostraba ansioso por publicar los resultados de su primer trabajo, no cejando en el empeño y en la esperanza de conseguir la autorización para realizar un estudio a gran escala en su país, lo que realmente no parecía factible por el momento, dado que la primera campaña de vacunación con vacuna inactivada de Salk seguía adelante a iniciativa del Consejo

30. World Health Organization Correspondence, Cooperative Studies, 1957-60, Studies, OPV, letter, 1957-11-11. Letter from Sabin, Albert B. to Payne, A. M. M., dated 1957-11-11. Sabin Archives UC, https://lc.cx/z6HYCc.

de Salud[31]. Así las cosas, en diciembre de 1957, Verlinde inició su segundo ensayo con la vacuna Sabin, que esta vez implicaría a 100 sujetos, y planeaba abordar otro ensayo en el seno de una institución infantil, para el que había obtenido ya la autorización del inspector jefe de Salud Pública del NHC[32]. En el mes de marzo de 1958, Verlinde casi había completado este segundo ensayo, en el que había incluido finalmente a 134 sujetos con resultados preliminares similares a los de su primer ensayo, según informaba a Sabin, y se disponía a realizar un tercer ensayo en una de las pequeñas islas de las Antillas Holandesas, en el que pretendía estudiar su efecto en condiciones tropicales para valorar el fenómeno de interferencia con otros enterovirus[33], fenómeno que ya empezaba a detectarse en los ensayos con la vacuna viva realizados en México y Latinoamérica, por lo que Sabin se mostró muy interesado en sus resultados, ya que resultaba muy importante para el lanzamiento definitivo de su vacuna[34].

En julio de 1958, Sabin informó a la NFIP de los resultados de su vacuna en los diferentes ensayos realizados, tanto dentro como fuera de Estados Unidos, y se disponía a viajar de nuevo a Europa para permanecer hasta el mes de septiembre, visitando y evaluando cada uno de los lugares con ensayos en marcha o en proyecto en el continente europeo[35].

Para el mes de septiembre de 1958, a la vuelta de su periplo europeo, Sabin envió los resultados de Verlinde a Stuart Harris, informándole de que las autoridades soviéticas ya habían

31. Netherlands Cooperative Study, 1956-60, Studies, OPV, letter, 1957-11-26. Letter from Verlinde, J. D. to Sabin, Albert B., dated 1957-11-26. Sabin Archives UC, https://lc.cx/IZOo-C.
32. Netherlands Cooperative Study, 1956-60, Studies, OPV, letter, 1957-12-16. Letter from Verlinde, J. D. to Sabin, Albert B., dated 1957-12-16. Sabin Archives UC, https://lc.cx/A_ZGON.
33. Netherlands Cooperative Study, 1956-60, Studies, OPV, letter, 1958-03-28. Letter from Verlinde, J. D. to Sabin, Albert B., dated 1958-03-28. Sabin Archives UC, https://lc.cx/bb442_.
34. Netherlands Cooperative Study, 1956-60, Studies, OPV, letter, 1958-04-05. Letter from Sabin, Albert B. to Verlinde, J. D., dated 1958-04-05. Sabin Archives UC, https://lc.cx/h8lXoR.
35. Progress Reports, 1957-58, Research, NFIP, letter, 1958-07-26. Letter from Sabin, Albert B. to Krugman, Saul dated 1958-07-26. Sabin Archives UC, https://lc.cx/ZAAxgA.

autorizado el gran ensayo de la URSS, que implicaría a 200.000 niños, la mitad de ellos en el área de Leningrado, dirigido por el profesor y bacteriólogo doctor Anatoly Alexandrovich Smorodintseff, y la otra mitad en Moscú bajo la dirección del virólogo profesor doctor Chumakov. Asimismo, en Checoslovaquia se estaba abordando, bajo la autorización del ministro de Salud, un ensayo para vacunar a 200.000 niños, ya inmunizados con tres dosis de la vacuna de Salk, a los que pretendían seguir durante un año para poder comparar sus resultados con otro grupo de 200.000 niños que iban a recibir una cuarta dosis de la vacuna inactivada. Igualmente, le informaba de que, tras los resultados satisfactorios del ensayo llevado a efecto en México en 3.000 niños, se estaba planificando un nuevo ensayo dirigido a 200.000 menores de 5 años en dos ciudades diferentes del país, así como que en Chile se estaba planteando vacunar a todos los menores de dos a cuatro meses de edad. Además, Japón estaba iniciando los ensayos a pequeña escala de Kitaoka, que esperaban finalizar en la primavera de 1959, señalando que para entonces tendrían datos suficientes para poder organizar un gran encuentro científico sobre la vacuna viva, auspiciado por la OMS[36]. Stuart Harris estaba en ese momento finalizando su propio ensayo en Sheffield, al tiempo que se había iniciado un pequeño ensayo en Suecia, dirigido por el virólogo de la Universidad de Uppsala, el pediatra Tore Wessalen[37], colaborador de Sven Gard en el desarrollo de la vacuna inactivada sueca[38] (Caballero Martínez, 2018). Por otra parte, las autoridades de Singapur le habían requerido a Sabin 100.000 dosis de su vacuna para abordar un importante ensayo, bajo la dirección del doctor James

36. Stuart Harris, C. H., Cooperative Study, 1956-58, Studies, OPV, letter, 1958-09-22. Letter from Sabin, Albert B. to Stuart Harris, C. H., dated 1958-09-22. Sabin Archives UC, https://lc.cx/H7fXls.

37. 1957-58, Correspondence, NFIP, letter, 1958-10-06. Letter from Sabin, Albert B. to Rivers, Thomas M., dated 1958-10-06. Sabin Archives UC, https://lc.cx/Bfebkl.

38. Como hemos adelantado, Sven Gard, reputado virólogo del Karolinska Institutet, Gunnar Olin, director del State Bacteriologic Laboratory (SBL) y el pediatra Tore Wessalen, desarrollaron una vacuna inactivada de producción propia, presentada unos días después de la de Salk, que corregía el procedimiento de este y sustituía la cepa de tipo 1 Mahoney por otra menos menos virulenta, la cepa Brunhilde, que pretendía prevenir algunas de las anomalías detectadas en la vacuna norteamericana que dieron lugar al incidente Cutter (Caballero Martínez, 2018).

H. Hale, pues el país en ese momento se encontraba inmerso en un importante brote de poliomielitis de tipo[39].

Sabin y Verlinde, entretanto, continuaban comunicándose para comentar las técnicas empleadas y refinar su correcto procedimiento[40] y publicar conjuntamente los resultados de sus respectivos ensayos[41], pero aún no había suficiente experiencia ni demasiados partidarios de la vacuna viva en Europa y, de hecho, en el V Simposio de la AEP, celebrado en septiembre de 1958 en Madrid, solo Sven Grad y Verlinde se habían manifestado partidarios de su uso, según algunos de los científicos asistentes al evento[42], y, como hemos referido previamente, Verlinde fue el único de los asistentes con experiencia en el uso de la vacuna Sabin, de ahí que fuese requerido para presentar los resultados preliminares de su trabajo[43].

Sabin, que no quería perder en ningún momento el control de los grandes ensayos iniciados con su vacuna en Europa, en mayo de 1959, le confió a Verlinde su intención de desplazarse de nuevo a Praga y a Moscú para valorar de primera mano los grandes ensayos que estos dos países tenían en marcha[44]. Poco después, ambos científicos fueron invitados por el secretario general de la AEP, el médico belga Pierre Recht, a presentar sus trabajos sobre su vacuna en el VI Simposium de la AEP, programado para ese mismo año, que iba a celebrarse en Múnich (AEP, 1960) y en el que, como ya le había anticipado Verlinde a Sabin, la vacuna oral fue uno de

39. Netherlands Cooperative Study, 1956-60, Studies, OPV, letter, 1958-10-28. Letter from Sabin, Albert B. to Verlinde, J. D., dated 1958-10-28. Sabin Archives UC, https://lc.cx/mGc2oB.

40. Netherlands Cooperative Study, 1956-60, Studies, OPV, letter, 1958-10-31. Letter from Verlinde, J. D. to Sabin, Albert B., dated 1958-10-31. Sabin Archives UC, https://lc.cx/yxZJjO.

41. Netherlands Cooperative Study, 1956-60, Studies, OPV, letter, 1959-01-29. Letter from Sabin, Albert B. to Verlinde, J. D., dated 1959-01-29. Sabin Archives UC, https://lc.cx/gQI7xl.

42. Czechoslovakia, 1958-60, Correspondence, OPV International, letter, 1958-11-10. Letter from Skovranek, Vilem to Sabin, Albert B., dated 1958-11-10. Sabin Archives UC, https://lc.cx/p_TxwZ.

43. Verlinde to Sabin, 1958-10-21, Correspondence Netherlands Cooperative Study 1956-60, Sabin Archives UC, https://lc.cx/6aBzti.

44. Netherlands Cooperative Study, 1956-60, Studies, OPV, letter, 1959-03-11. Letter from Sabin, Albert B. to Verlinde, J. D., dated 1959-03-11. Sabin Archives UC, https://lc.cx/ROvvRI.

los ejes centrales de dicho encuentro científico europeo[45]. Para dicho evento, Sabin le propuso a Verlinde que él se ocupara de presentar los principios básicos de la selección de cepas y pruebas aplicadas, así como los resultados observados tras la vacunación en sus ensayos, mientras que el propio Sabin se ocuparía de presentar "nuestra experiencia" en cuanto a la epidemiología y el estado inmunitario de la población en Países Bajos[46].

Verlinde y Sabin, igualmente, fueron convocados para presentar estos resultados durante la Primera Conferencia Internacional de Vacunas Vivas que por fin iba a celebrarse, bajo los auspicios de la PAHO, en Washington D. C. en junio de 1959[47]. En esta conferencia[48] se presentaron todos los resultados de los ensayos de las vacunas vivas disponibles, tanto de Sabin, como de Cox y de Koprowski, y en ella participaron todos los científicos que en aquel momento estaban realizando ensayos sobre distintos aspectos de este tipo de vacunas, tanto dentro como fuera de Estados Unidos, incluidos todos los que estaban participando en la red de colaboración con Sabin para el ensayo de su vacuna en Europa.

El hecho de presentar tan buenos resultados, especialmente los grandes ensayos llevados a cabo en México, Singapur, Checoslovaquia y, sobre todo, el de la URSS, que hasta ese momento habían incluido seis millones de personas que habían recibido la vacuna de Sabin[49], supuso un antes y un después en la aceptación de dicha vacuna, que era la mejor posicionada para la OMS. Una vez celebrada la Conferencia de Washington, Sabin convocó a

45. Para mayor información sobre esos simposios, véase Porras *et al.* (2012).
46. Netherlands Cooperative Study, 1956-60, Studies, OPV, letter, 1959-03-21. Letter from Verlinde, J. D. to Sabin, Albert B., dated 1959-03-21. Sabin Archives UC, https://lc.cx/m-9QCh.
47. Netherlands Cooperative Study, 1956-60, Studies, OPV, letter, 1959-03-27Letter from Sabin, Albert B. to Verlinde, J. D., dated 1959-03-27. Sabin Archives UC, https://lc.cx/EpgffW.
48. "Live poliovirus vaccines", *Papers presented and discussions held at the First International Conference on Live Poliovirus Vaccines, by the Pan American Health Organization and the World Health Organization, with the cooperation of the Sister Elizabeth Kenny Foundation, Washington, D. C.*, PAHO. Scientific Publication, 1959, 22-26 de junio de 1959.
49. U. S. Senate Hearing: Senator H. Humphrey, 1959-68, Correspondence, Individual, text, 1959-07-09. Sabin, Albert B. (Albert Bruce), 1906-1993. Sabin Archives UC, https://lc.cx/mJJofG.

todos sus colaboradores europeos para tener un encuentro y que realizaran una visita a su laboratorio de Cincinnati[50]. Para entonces, el médico italiano Giovanardi acababa de iniciar en Milán su ensayo a pequeña escala sobre 12 individuos voluntarios, a partir de las cepas atenuadas que Verlinde le había enviado en el otoño del año anterior; a continuación, se dispuso a iniciar un segundo ensayo sobre un centenar de sujetos, así como otro más en familias voluntarias, de todo lo cual Giovanardi mantuvo informado puntualmente a Sabin[51].

FIGURAS 1 Y 2

RED EUROPEA DE SABIN. (IZQUIERDA) SABIN Y SUS COLABORADORES EN LA I CONFERENCIA INTERNACIONAL SOBRE VACUNAS VIVAS. (DERECHA) ENVÉS DE LA FOTO CON LA NOTA DE LOS COLABORADORES DE SABIN

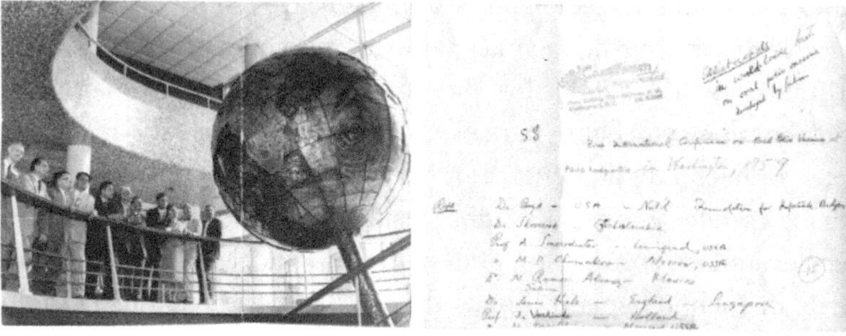

Los colaboradores europeos participaron en la I Conferencia Internacional sobre las Vacunas Vivas contra la polio, celebrada en la sede de la PAHO en Washington D. C. del 22 al 26 de junio de 1959.
Fuente: "1950's-Miscellaneous, Assorted Letters and Photographs-photograph, 1959". Cameramen Incorporated. Photograph. Sabin Archives UC. Subject: Ramos-Alvarez, Manuel, Chumakov, Mikhail Petrovich, Boyd, T. E. (NFIP. In 1947, Boyd joined the National Foundation for Infantile Paralysis where for twenty years he served as Assistant Director, and then Director, of the Research Department.), Hale, James H., Verlinde, J. D., Skovranek, Vilem, Voroshilova, Marina (1922-1986 col de Chumakov en Moscú).

Y a la luz de estos resultados, Noruega se interesó también por ensayar la vacuna de Sabin y, en este caso, Verlinde ejerció el papel de mediador, pues mantenía correspondencia científica habitual

50. Hale, James H., 1956-74, Correspondence, Individual, letter, 1959-06-06. Letter from Sabin, Albert B. to Hale, James H., dated 1959-06-06. Sabin Archives UC, https://lc.cx/Iw82EQ. El doctor Hale acababa de volver a Reino Unido para desempeñar su labor en Inglaterra, en el Public Health Laboratory del Hospital General de Newcastle upon Tyne.

51. Italy, 1959-69, Correspondence, OPV International, letter, 1959-04-19. Letter from Giovanardi, A. to Sabin, Albert B., dated 1959-04-19. Sabin Archives UC, https://lc.cx/gcFiiS.

con el médico y virólogo noruego Jan C. Ulstrup, adscrito al Departamento de Virus del Laboratorio Bacteriológico del Hospital Universitario Ulleval de la ciudad de Oslo, por lo que, a mediados de 1959, le solicitó a Sabin 100.000 dosis de su vacuna para ser aplicada a finales del mes de agosto en niños noruegos, antes del inicio del curso escolar[52]. Noruega, que había introducido la vacuna Salk tempranamente, en 1956, de modo gratuito y dirigida a una amplia cohorte (menores de 40 años) desde 1958, estaba sufriendo, sin embargo, un repunte de casos paralíticos, de ahí el interés por parte de las autoridades de salud pública para promover el ensayo de la vacuna viva (Caballero Martínez, 2018).

A finales de 1959, Verlinde tuvo igualmente la oportunidad de conseguir que dos de sus colaboradores fueran becados para realizar una estancia de investigación en Estados Unidos. De ahí que le propusiera a Sabin enviar a uno de sus colaboradores, el doctor Jan Wilterdink, que se encargaba de investigar en el campo de la poliomielitis, a su laboratorio de Cincinnati para trabajar junto a él durante todo un año, manifestándole que su intención era la de seguir colaborando con él a la vuelta de dicho periodo de formación de su pupilo[53]. Sabin, sin dudarlo, respondió favorablemente y le instó para que se incorporara inmediatamente, a principios de 1960, con el objetivo de unirse al grupo de investigación que en ese momento iniciaba su trabajo sobre los mutantes a baja temperatura[54], si bien, finalmente, tuvo que esperar para incorporarse en junio de 1960[55].

En esta ocasión, Sabin le manifestó también a Verlinde su malestar por haber enviado, sin su autorización, una muestra de

52. Norway Cooperative Study, 1959, Studies, OPV, letter, 1959-06-11. Letter from Ulstrup, Jan C. to Sabin, Albert B., dated 1959-06-11. Sabin Archives UC, https://lc.cx/e3zzrD.

53. Wilterdink, Jan B., 1959-64, Correspondence, Individual, letter, 1959-10-12. Letter from Verlinde, J. D. to Sabin, Albert B., dated 1959-10-12. Sabin Archives UC, https://lc.cx/O4rSft.

54. Wilterdink, Jan B., 1959-64, Correspondence, Individual, letter, 1959-10-16. Letter from Sabin, Albert B. to Verlinde, J. D., dated 1959-10-16. Sabin Archives UC, https://lc.cx/QHgwA5.

55. Netherlands Cooperative Study, 1956-60, Studies, OPV, letter, 1960-01-12. Letter from Verlinde, J. D. to Sabin, Albert B., dated 1960-01-12. Sabin Archives UC, https://lc.cx/y8M_Gy.

su vacuna de tipo 2 al doctor George Dick, virólogo británico que trabajaba en el Departamento de Microbiología en la Universidad de Queen, en Belfast, y que tenía un especial interés en las vacunas vivas (Dick *et al.*, 1961), pero con quien Sabin no estaba dispuesto a compartirla, por no ceñirse a su procedimiento establecido de utilizar exclusivamente cultivos primarios de riñón de mono[56].

Verlinde, que persistía en su interés por continuar sus trabajos con la vacuna viva, volvió a solicitar de Sabin vacunas suficientes para poder realizar un nuevo ensayo, esta vez en recién nacidos, a fin de examinar la actividad neurotrópica de las cepas excretadas por los sujetos de estudio y sus contactos. Sin embargo, tuvo que desistir de su intención, porque, según manifestaba, al contrario de lo que pasaba en Estados Unidos, no parecía aceptable en Países Bajos porque "estos estudios se consideran en nuestro país más o menos como experimentos con seres humanos" y, en consecuencia, no encontraba la cooperación necesaria entre los médicos privados con los que había contactado ni entre los padres dispuestos a facilitarle las muestras, así que tuvo que adaptar el estudio para dirigirlo a niños pequeños, menores de seis meses. Su interés era obtener un mayor conocimiento sobre la neurovirulencia y ampliar esta parte del conocimiento sobre la vacuna viva que, cada vez con mayor interés, le demandaban los profesionales durante las conferencias nacionales e internacionales en las que participaba. Para este trabajo solicitó de Sabin 50 ml de cada uno de los tipos de su vacuna para llevarlo a efecto[57], a lo que el científico norteamericano accedió sin mayor objeción[58].

Para entonces, Dorothy Horstmann ya había emitido su informe favorable a los resultados de la URSS y tanto la OMS como el resto de la comunidad científica internacional empezaban a

56. Netherlands Cooperative Study, 1956-60, Studies, OPV, letter, 1959-10-16. Letter from Sabin, Albert B. to Verlinde, J. D., dated 1959-10-16. Sabin Archives UC, https://lc.cx/RTF8WA.
57. Netherlands Cooperative Study, 1956-60, Studies, OPV, letter, 1959-10-20. Letter from Verlinde, J. D. to Sabin, Albert B., dated 1959-10-20. Sabin Archives UC, https://lc.cx/dtf7T_.
58. Netherlands Cooperative Study, 1956-60, Studies, OPV, letter, 1959-10-26. Letter from Sabin, Albert B. to Verlinde, J. D., dated 1959-10-26. Sabin Archives UC, https://lc.cx/Q8Plrf.

validar dichos buenos resultados, por lo que el uso de las vacunas orales estaba despertando gradualmente un mayor interés y, sobre todo, confianza en su seguridad, hasta el punto de convencer incluso a científicos que el año previo, durante el V Simposium de la AEP, se habían declarado en contra del uso de las vacunas vivas, como fue el caso del pediatra del Kinderspital Zürich y profesor de la Universidad de Zúrich, el doctor Guido Fanconi (1892-1979), que había asistido como representante de Suiza a dicho evento y, sin embargo, estaba ya ensayando en ese momento con la vacuna de Lederle[59].

También en ese momento, pero en el marco del Comité de Vacunación de Poliomielitis de Reino Unido, tras los buenos resultados del ensayo a pequeña escala de Stuart Harris en Sheffield, se planteaba promover estudios más amplios con la vacuna viva y se propuso la realización de numerosos ensayos a pequeña e incluso a gran escala con la vacuna de Sabin, siguiendo también la estela de los buenos resultados del trabajo realizado en Singapur por Hale, quien, de vuelta a su país, en el laboratorio de salud pública del Hospital General de Newcastle upon Tyne, se convirtió en un nuevo defensor de la vacuna viva, donde comenzó a plantearse la discusión sobre la conveniencia de su introducción en el calendario de vacunación de Reino Unido[60].

A inicios de 1960, tal como refirió a Verlinde, Sabin comenzó sus trabajos con los mutantes a 25° de cada uno de los tres tipos de poliovirus, con el fin de conferir mayor potencia y, sobre todo, seguridad a su vacuna[61]. Estos mutantes eran el producto de su colaboración con el médico y biólogo pasteuriano André Lwoff (1902-1994), que desde 1938 dirigía el Departamento de Fisiología Microbiana del Instituto Pasteur de París (Lwoff, 1981: 90-91)

59. Netherlands Cooperative Study, 1956-60, Studies, OPV, letter, 1959-11-05. Letter from Verlinde, J. D. to Sabin, Albert B., dated 1959-11-05. Sabin Archives UC, https://lc.cx/M4Nh6n.

60. Great Britain, 1959-69, Correspondence, OPV International, letter, 1959-11-09. Letter from Hale, James H. to Sabin, Albert B., dated 1959-11-09. Sabin Archives UC, https://lc.cx/73CcB3.

61. Netherlands Cooperative Study, 1956-60, Studies, OPV, letter, 1960-01-15. Letter from Sabin, Albert B. to Verlinde, J. D., dated 1960-01-15. Sabin Archives UC, https://lc.cx/c1oVSv.

y que, a petición de Harry Weaver, comenzó a trabajar sobre el poliovirus en 1951 con la financiación de la NFIP y que decidió abordar el estudio del desarrollo del poliovirus en función de la temperatura, pues, partiendo de lo señalado por los australianos Randall L. Thompson y su colega Margaret S. Coates, en 1942, era "importante [...] determinar el efecto de una elevación de la temperatura sobre el crecimiento o supervivencia de los agentes infecciosos" (Thompson y Coates, 1942; Lwoff, 1959), iniciando así sus experimentos sobre la virulencia a principios de 1957 (Lwoff, 1981: 114-115). En dicho proceso definió la termosensibilidad de un virus, o factor *rt* (*r* por rendimiento y *t* por temperatura), que se convirtió en un marcador fundamental de dicha propiedad. Colaboró con Sabin en la selección de las cepas menos virulentas para su vacuna y contribuyó de manera fundamental, posteriormente, a la decisión de la OMS de apoyar la vacuna viva de Sabin (Sabin y Lwoff, 1959: 1287), frente a las desarrolladas por Koprowski y Cox.

En la primavera de 1960, fue el virólogo alemán del Instituto de Virología de Leibniz Heinrich Pette (1887-1964) quien se dirigió a Sabin porque estaba interesado en realizar un ensayo a pequeña escala con su vacuna, tras haber efectuado previamente pruebas con muestras de cepas enviadas por Verlinde, en espera de obtener el permiso para realizar un ensayo a mayor escala por parte del Gobierno de la República Federal de Alemania[62].

Por entonces Verlinde fue invitado a participar en la Segunda Conferencia Internacional sobre las Vacunas Vivas, que tendría lugar en Washington D. C. ese mismo año, y donde quería mostrar su efectividad en términos epidemiológicos, pues había comprobado que la incidencia de casos de poliomielitis en su país apenas había afectado a las áreas donde había realizado sus ensayos previos[63], aspecto este que resultó de gran interés para Sabin, al

62. Germany, 1962-67, Correspondence, OPV International, letter, 1960-03-09. Letter from Pette, H. to Sabin, Albert B., dated 1960-03-09. Sabin Archives UC, https://lc.cx/UgivJJ.
63. Netherlands Cooperative Study, 1956-60, Studies, OPV, letter, 1960-04-20. Letter from Verlinde, J. D. to Sabin, Albert B., dated 1960-04-20. Sabin Archives UC, https://lc.cx/fhVpM_.

tiempo que en Cincinnati se iniciaba un programa de vacunación de todos los niños de entre tres meses y 6 años con su vacuna[64].

Además, en agosto de 1960 se celebró la Quinta Conferencia Internacional sobre la Poliomielitis, de nuevo en Copenhague, donde Sabin presentó los resultados definitivos de los ensayos realizados en Toluca, México (Sabin *et al.*, 1960), junto a sus colaboradores mexicanos liderados por el doctor Manuel Ramos Álvarez[65].

Al año siguiente, en mayo de 1961, Sabin fue invitado por Charles Mérieux para participar en la organización y programación de una reunión en Lyon sobre "La producción y control de la vacuna Sabin", a la que asistieron las figuras más destacadas del momento y los laboratorios que trabajaban en el campo de las vacunas frente a la poliomielitis en Europa, incluido Verlinde, en representación de Países Bajos. Mérieux, por entonces, estaba muy interesado en la producción de la vacuna de Sabin en su laboratorio farmacéutico, de cara a su probable introducción en el calendario de vacunación de Francia. A dicha reunión, en efecto, fueron invitados y asistieron destacados científicos europeos como representantes de Alemania, Austria, Bélgica, Dinamarca, Francia, Reino Unido, Italia, Suecia, Suiza, la URSS y España (representada por dos personas del Instituto Llorente, definidas como "amigos" por Mérieux) además de Canadá y Estados Unidos[66].

En la primavera de 1962, Verlinde se mostraba frustrado al sentirse el único que en su país mostraba interés por la introducción de la vacuna viva en el programa nacional de vacunación, a pesar de todo el esfuerzo desplegado en su defensa y de que se empezaban a producir casos de poliomielitis en sujetos vacunados con una pauta completa de la vacuna Salk. Sin embargo, como

64. Netherlands Cooperative Study, 1956-60, Studies, OPV, letter, 1960-04-30. Letter from Sabin, Albert B. to Verlinde, J. D., dated 1960-04-30. Sabin Archives UC, https://lc.cx/wfzViq.
65. Fifth International Poliomyelitis Conference, 1960, Poliomyelitis, Conferences/Committees, text, 1960? Author: Sabin, Albert B. (Albert Bruce), 1906-1993. Sabin Archives UC, https://lc.cx/h-Y3oq.
66. France, Institute Mérieux, Lyon Meeting, 1961, OPV Production, International, letter, 1961-04-21. Letter from Mérieux, Charles to Sabin, Albert B., dated 1961-04-21. Sabin Archives UC, https://lc.cx/mXEPUo.

la incidencia en el conjunto del país era relativamente baja, los miembros del Consejo de Salud no mostraron ninguna intención de modificar la estrategia, en espera de una vacuna inactivada de mayor potencia que ya estaba en proceso de producción[67], la cual, al mostrar un suficiente grado de efectividad, hizo que el uso de la vacuna Sabin se convirtiera en una quimera. De hecho, no llegó a ser introducida en Países Bajos, más que de manera experimental, mediante la realización de ensayos a pequeña escala que Verlinde coordinó y llevó a efecto.

Finalmente, en mayo de 1962, Sabin informó a Verlinde que su vacuna de tipo 3 por fin había sido autorizada en Estados Unidos[68], una vez que las de tipo 1 y 2 habían sido autorizadas previamente.

4. CONCLUSIONES

El caso analizado pone de relieve el papel central que el científico neerlandés Jacobus Verlinde desempeñó en la articulación de la cooperación internacional para ensayar la vacuna de Sabin en el marco europeo, comenzando por Países Bajos, y contribuir con ello a que la OMS llegara a validar la vacuna del estadounidense. El protagonismo de Verlinde reposaba sobre la colaboración científica mantenida de modo continuado con Sabin, iniciada a partir de la estancia de investigación que el holandés efectuó en 1947 en el laboratorio de Cincinatti con la ayuda de una beca de la Fundación Rockefeller. Sin embargo, esas relaciones entre ambos científicos y la red internacional tejida en el ámbito de la investigación sobre algunos aspectos de los poliovirus y la vacuna oral atenuada de Sabin no posibilitaron la introducción de dicha vacuna en Países Bajos, sino únicamente la autorización para llevar a cabo algunos ensayos clínicos, que efectuó Verlinde.

67. Verlinde, J.D., 1947-62, Correspondence, Individual, letter, 1962-04-09. Letter from Verlinde, J. D. to Sabin, Albert B., dated 1962-09-04. Sabin Archives UC, https://lc.cx/voy7Ar.

68. Veronesi, Ricardo, 1990-91, Correspondence, Individual, letter, 1962-05-15. Letter from Sabin, Albert B. to Verlinde, J. D., dated 1962-05-15. Sabin Archives UC, https://lc.cx/cKJcAf.

BIBLIOGRAFÍA

ASSOCIATION EUROPÉENNE CONTRE LA POLIOMYÉLITE (AEP) (1960): *VI Simposium de l'Association Européenne contre la Poliomyélite (Munich, 1959)*, Bruselas, AEP.

AXELSSON, Per (2012): "The Cutter incident and the development of a Swedish polio vaccine, 1952-1957", *Dynamis*, vol. 32, nº 2, pp. 311-328.

CABALLERO MARTÍNEZ, María Victoria (2018): *La poliomielitis en España y Europa desde los inicios de la vacunación hasta su erradicación en la región europea (1955-2002)*, Ciudad Real, Universidad de Castilla-La Mancha.

DANE, David S. *et al.* (1957): "Vaccination Against Poliomyelitis with Live Virus Vaccines. 1. A Trial of TN Type II Vaccine. 2. A Trial of SM Type I Attenuated Poliomyelitis Virus Vaccine. 3. The Evaluation of TN and SM Virus Vaccines", *British Medical Journal*, vol. 1, nº 5010, pp. 59-74, https://lc.cx/MivZ6o.

DICK, George W. A. *et al.* (1961): "Vaccination against Poliomyelitis with Live Virus Vaccines", *British Medical Journal*, vol. 2, nº 5247, pp. 266-269, https://lc.cx/nLlxxJ.

ENDERS, John *et al.* (1949): "Cultivation of the Lansing strain of poliomyelitis virus in cultures of various human embryonic tissues", *Science*, vol. 109, pp. 85-87.

— (1952): "Tissue Culture Technics applied to the study of Poliomyelitis viruses", *Papers and discussions presented at the Second International Conference held in Copenhagen*, Filadelfia, Lippincott, pp. 427-428.

— (1952): "The Multiplication and Properties of Poliomyelitis Viruses in Cultures on Human Tissue", *Papers and discussions presented at the Second International Conference held in Copenhagen*, Filadelfia, Lippincott, pp. 33-43.

GARD, Sven (1955): "Poliomyelitis", *Papers and discussions presented at the Second International Conference held in Copenhagen*, Filadelfia, Lippincott, pp. 202-205.

— (1956): "Poliomyelitis vaccine studies in Sweden", *III Simposium de l'Association Européenne contre la Poliomyélite (Zurich, 29-30 septembre 1955)*, Bruselas, AEP, pp. 24-29.

HAAS, A. M. Lorentz de (1959): "Programme de vaccination au Pays Bas", *V Simposium Europeo de la Asociación Europea de Poliomielitis (Madrid, 1958)*, Bruselas, AEP, p. 39.

HOUWAART, Eddy y VLIET, Hans van (2016): "Poliomyelitis and the Vaccination Policy in the Netherlands in the1950's and 1960's", artículo presentado en la sesión "The Great Challenge of Infectious Diseases: Global Health and the History of Emotions I", de la ESSHC de Valencia.

KOPROWSKI, Hilary y PLOTKIN, Stanley (1955): "Immunization of man against poliomyelitis with attenuated preparations of living virus", *Annals New York Academy of Sciences*, vol. 61, pp. 1039-1049.

— (1996): "Polimyélite: à la croisée de deux vaccins. Histoire alternative du vaccin oral", en A.-M. Moulin (dir.), *L'aventure de la vaccination*, París, Fayard, pp. 300-310.

LINDNER, Ulrike y BLUME, Stuart (2006): "Vaccine innovation and adoption: polio vaccines in UK, the Netherlands and West Germany, 1955-1965", *Medical History*, vol. 50, nº 4, pp. 425-446, https://lc.cx/g9osIB.

LWOFF, André (1959): "Factors influencing in evolution of viral diseases at the celular level and in the organism", *Bacteriological Reviews*, vol. 23, nº 3, pp. 109,124, https://lc.cx/onQCXP.

— (1981): *Jeux et combats*, París, Fayard.

NÁJERA, Enrique *et al.* (1975): "Análisis epidemiológico de la situación actual de la poliomielitis en España", *Revista de Sanidad e Higiene Pública*, vol. 49, nº 10, pp. 953-1025.

OSHINSKY, David M. (2005): *Polio. An American Story*, Londres y Oxford, Oxford University Press.

PAN AMERICAN HEALTH ORGANIZATION (PAHO) (1959): "Live Poliovirus Vaccines", *Papers presented and discussions held at the First International Conference on Live Poliovirus Vaccines (Washington, 22-26 June 1959)*, Washington D. C., Pan American Health Organization, https://lc.cx/8Ca5S3.

— (1960): "Live Poliovirus Vaccines", *Papers presented and discussions held at the First International Conference on Live Poliovirus Vaccines (Washington, 22-26 June 1959)*, Washington D. C., Pan American Health Organization, https://lc.cx/iuZOKg.

Paul, John R. (1952): "Knowledge and Trends in Poliomyelitis", *Poliomyelitis papers and discussions presented at the Second International Poliomyelitis Conference held in Copenhagen Sept. 1951*, Filadelfia, Lippincott, pp. 376-381.

Payne, Anthony M.-M. (1957): "Studies on vaccination against poliomyelitis with live virus vaccines", *Bulletin of the World Health Organization*, vol. 16, nº 5, pp. 1029-1032, https://lc.cx/1RGtZX.

Porras, María Isabel *et al.* (2012): "La Asociación Europea contra la Poliomielitis y los programas europeos de vacunación", *Dynamis*, vol. 32, nº 2, pp. 287-310.

Sabin, Albert B. (1955a): "Inmunology: Inmunity and Vaccination", *World Health Organization Monograph Series*, nº 26, pp. 297-334, https://lc.cx/OpBMRs.

— (1955b): "Immunity in Poliomyelitis with special reference to vaccination", *World Health Organization Monograph Series*, nº 26, pp. 321-331, https://lc.cx/OpBMRs.

Sabin, Albert B. y Lwoff, André (1959): "Relation between reproductive capacity of polioviruses at different temperatures in tissue culture and neurovirulence", *Science*, vol. 129, nº 3358, p. 1287.

Sabin, Albert B. *et al.* (1961): "Laboratory and Field Studies in Mexico with Sabin's Live Poliovirus Vaccine", *Papers and discussions presented at the Fifth International Poliomielitis Conference. Copenhagen, Denmark. July 26, 1960*, Filadelfia, Lippincott.

Salk, Jonas (1952): "Inmunological Classification of the Poliomyelitis Virus", *Papers and discussions presented at the Second International Conference held in Copenhagen Sept. 1951*, Filadelfia, Lippincott, pp. 188-193.

The Committee on Typing of the National Foundation for Infantile Paralysis (1951): "Immunologic classification of poliomyelitis viruses", *American Journal of Hygiene*, vol. 54, pp. 191-274.

Thompson, Randall L. y Coates, Margaret S. (1942): "The effect of temperature upon the growth and survival of myxoma, herpes, and vaccinia viruses in tissue culture", *Journal of Infectious Diseases*, vol. 71, pp. 83-85.

WHO Expert Committee on Poliomyelitis (1954): "First Report. Geneva", *World Health Organization Technical Reports Series*, nº 81, pp. 1-4, https://lc.cx/_KslI.

— (1955): "Polomyelitis Vaccination. A preliminary Review", *World Health Organization Technical Reports Series*, nº 101, p. 14, https://lc.cx/qFJLo8.

— (1958): "Second Report. Geneva", *World Health Organization Technical Reports Series*, nº 145, https://lc.cx/Ucd9eB.

CAPÍTULO 7

ENTRE AGUJAS Y VACUNAS. COLABORACIÓN CIENTÍFICA INTERNACIONAL PARA LA ERRADICACIÓN DE LA VIRUELA EN ARGENTINA (1950-1980)

MARÍA SILVIA DI LISCIA

1. UNA HISTORIA DE ÉXITOS

"Viruela, amenaza constante. El mundo lucha unido contra un anacronismo", indicaba una revista argentina, citando a su vez información del máximo organismo sanitario internacional, la Organización Mundial de la Salud (en adelante, OMS) (*Revista de Sanidad Escolar*, 1965: 29). Las razones de esta imprecación no podían pasar desapercibidas dado su tinte de urgencia, pero, a mediados de los años sesenta, la viruela no era ya una preocupación sanitaria y estaba controlada en muchas naciones. Esta peligrosa enfermedad, producida por el *Variola virus*, que se contagia sobre todo por el aire, había ingresado a América producto de la invasión europea y se dispersó con gran riesgo de la población autóctona, que carecía de inmunidad.

La viruela dispuso tempranamente, a diferencia de muchas otras infecciones, de un preventivo. La vacunación antivariólica, práctica que proviene de la etapa prebacteriológica, consiste en introducir de manera artificial un virus similar, de origen animal (*cowpox*), cuya experimentación se inició en Gran Bretaña y luego se distribuyó por distintas naciones. Pero la vacunación, además de un hecho biológico, es un asunto social, que involucra desde jerarquías científicas y la tensión entre diversos grupos a los aspectos económicos y a procesos donde se integran las condiciones para el diálogo o la oposición, que pueden hacer naufragar su estructura (Moulin, 1999). Las élites médicas identificaron la vacunación con la extensión del brazo civilizador del Estado moderno, cuestión que hemos estudiado en Argentina, pero es también común a otras naciones. La insistencia en controlar la enfermedad se inició a finales del siglo XIX y tuvo como eje al Departamento Nacional de Higiene (DNH), encargado de producir y distribuir sueros y vacunas a través de un laboratorio de sostén público[1].

La erradicación fue uno de los primeros objetivos de la OMS, institución formada en 1946, e involucraba un programa sistémico con la expansión y profundización de la vacunación antivariólica, que se vincula con la interrelación y conflictos de la ciencia en tiempos de la Guerra Fría[2] y los acuerdos y colaboración internacionales (Porras Gallo y Báguena, 2020). Como analiza Leys Stepan (2011), la investigación epidemiológica había revelado antes del programa de erradicación que con la estrategia de vigilancia y contención la enfermedad se limitaba o aparecían variantes menos peligrosas, pero además de razones científico-médicas había aquí otros aspectos, de orden geopolítico en relación con la confrontación este-oeste. La historiografía ha demostrado puntos muy importantes sobre la colaboración, como la producción de vacunas por parte de la Unión de Repúblicas Socialistas Soviéticas (URSS) y la capacidad de organización norteamericana, y, recientemente, se estudiaron también otras naciones, no menos significativas, como la acción de Canadá, los países escandinavos y la India (Birn, Pillay y Holtz, 2017). El caso de Brasil resulta también importante, puesto que el proceso de erradicación se llevó a cabo en un gobierno dictatorial (Hochman, 2009).

1. Hacia 1901, los productos se obtenían del Instituto de Bacteriología en la Capital Federal, denominado luego Instituto de Bacteriología, Química y Conservatorio de Vacuna Antivariólica. La institución cambió sus denominaciones y amplió sus funciones; fue, sucesivamente, Instituto Nacional Carlos Malbrán en 1941, Instituto Nacional de Microbiología en 1957 e Instituto Nacional de Microbiología Dr. Carlos Malbrán en 1967 (Di Liscia, 2021 y 2023).
2. Cueto (2007), Porras Gallo y Ballester Añón (2016), Birn (2011) y Velasco Martín, Mariño Gutiérrez y Porras Gallo (2023).

La viruela no era la primera candidata para la erradicación, sino que las políticas sanitarias internacionales se focalizaron inicialmente en la malaria. Pero un brote iniciado en Estados Unidos hacia 1947 obligó a la revacunación de millones de personas y modificó la noción de dispersión y diagnóstico, dado que por entonces era ya común el transporte aéreo, que permitía muy rápidamente ingresar microorganismos de distintos puntos del planeta. En ese momento, los médicos tardaron en detectarla, porque los síntomas semejaban a otras enfermedades.

Esta enfermedad fue seleccionada porque no había reservorios de virus salvajes y el microorganismo infectaba solo a humanos[3]. Y mientras que la malaria requería la aplicación de productos que combatían los insectos y su hábitat, como el diclorodifeniltricloroetano (DDT), la viruela solo involucraba la interrelación con pueblos y culturas diversas (Reinhardt, 2015). Pero tal cuestión no era tan sencilla, ya que hubo naciones donde la resistencia de la población indígena atrasó considerablemente el programa, con la consiguiente crítica de los encargados hacia la irracionalidad y actitud agresiva de comunidades tildadas como "primitivas" (PAHO, 1964: 4).

La erradicación implicó en el caso americano a la Organización Panamericana de la Salud (OPS) a través de su oficina, que obtuvo de la OMS la posibilidad de abordar en ese territorio diversos acuerdos vinculados a la modernización de la salud con la intervención de la Fundación Rockefeller, interesada en el control de determinadas patologías, sobre todo de tipo tropical. El programa se inició en 1949 y se ratificó en la Conferencia Panamericana Sanitaria de 1950, cuando varias naciones ya habían realizado ingentes esfuerzos en eliminar la viruela. En 1959, por presión de la URSS, la OMS lanzó a nivel mundial el programa, pero ya por entonces la trasmisión de la enfermedad no existía en muchas naciones americanas (Cueto y Palmer, 2016). Sin embargo, la OMS-OPS sostuvieron la persistencia de la enfermedad,

3. Sobre la clasificación actual de los poxvirus, que incluye además de *Variola virus* especies como *smallpox*, *monkeypox* y *Vaccinia virus* (producido sin agentes naturales), véase Parrino y Graham (2006).

con la necesidad de profundizar medidas para eliminarla definitivamente.

En 1967, ambos organismos internacionales planificaron tres fases y actividades: primero, la de "ataque", para aquellos países con cinco casos de viruela o más por cada 100.000 habitantes y donde menos del 80% de la población había sido vacunado; segundo, la fase de "consolidación", en naciones con menos de cinco casos por cada 100.000 habitantes y más del 80% de la población vacunada. En tercer lugar, se estableció la fase de "vigilancia y mantenimiento", en los países libres del contagio durante al menos dos años (Rodrigues, 1975: 57-58). En 1980, la OMS declaró definitivamente el mundo sin viruela, luego que en Somalia (África) se constataran tres años sin casos declarados (Fenner, 2011; Fenner *et al.*, 1988).

En Argentina, el proceso fue similar al de otras naciones latinoamericanas, aunque se observan diferencias relacionadas con la diversidad geográfica y social[4]. Debemos considerar además la inestabilidad política y los frecuentes golpes de Estado al sistema democrático durante ese periodo[5]. Estas modificaciones, muchas de ellas bajo el signo de la violencia y la inestabilidad, también influyeron en la situación de instituciones y agentes sanitarios. Entre esas medidas, pueden citarse la organización de la Escuela Superior Técnica de Salud Pública y, más importante, el Ministerio

4. Sobre estos aspectos no podemos detenernos, dada su complejidad histórica, que involucra a las distintas regiones y jurisdicciones. Véase Di Liscia (2021 y 2023) y Belmartino (2005) sobre la situación sanitaria a nivel nacional y provincial.

5. Entre 1946 y 1955, la etapa peronista implicó una serie de reformas sociales importantes, muchas eliminadas en 1955 durante la denominada Revolución Libertadora, que provocó la caída del Gobierno constitucional de Juan Domingo Perón y llevó al poder a un grupo de militares hasta 1958, cuando se abrió la posibilidad de elecciones, pero con proscripciones del peronismo. Los Gobiernos de Arturo Frondizi (1958-1962), José María Guido (1962-1963) y Arturo Illia (1963-1966) tuvieron sucesivos intentos golpistas, que culminaron en 1966. La dictadura impuesta por la "revolución argentina" de entonces significó un nuevo ciclo represivo, bajo el liderazgo primero de Juan Carlos Onganía (1966) y la lenta "normalización" con el Gobierno de otro general no electo por voluntad popular, Alejandro Lanusse, quien gobernó entre 1971-1973. La llegada de Héctor Cámpora y luego el tercer Gobierno de Perón significaron además de la apertura democrática, la posibilidad de implementar políticas novedosas, que no pudieron sin embargo aplicarse por un creciente clima golpista, previo a la última dictadura militar iniciada en 1976 (Tcach, 2007).

de Salud, organizados durante el gobierno peronista, además de otras cuestiones que permiten observar un interés por aumentar la injerencia pública nacional con un contenido médico-social[6]. Dicho ministerio pasó entre 1966-1981 a denominarse Ministerio de Bienestar Social, con el desembarco de nuevas doctrinas vinculadas a una impronta técnica y, supuestamente, no burocrática o política de los asuntos sanitarios, que intentó a la vez descentralizar y federalizar los servicios médicos. A la vez, quienes llegaron a los más altos puestos en esos años estaban imbuidos de una lógica desarrollista, donde la planificación debía otorgar sentido a una comunidad que integraba a actores y sectores sociales muy diversos, públicos y privados (Osuna, 2017).

La situación económica durante este periodo también fue inestable, con etapas cortas de crecimiento y largos ciclos de contracción, debido tanto a la forma de acumulación argentina, basada en el modelo agroexportador, como al interés de aplicar políticas de industrialización. Durante los años cuarenta y hasta mediados de los cincuenta, la industria farmacéutica nacional, en virtud del cierre de las exportaciones y de subsidios y créditos públicos, tuvo un importante crecimiento en la fabricación con insumos locales de medicinas de origen químico, obtenidas de vegetales, minerales y ortoterápicos, abasteciendo con antibióticos, insulina o vitaminas, entre otros medicamentos, al sector público y privado. También ese polo dinámico produjo vacunas y sueros a animales, dado que el sistema público abastecía hospitales y centros médicos, utilizando tanto los recursos humanos formados en química y bioquímica en universidades estatales como la producción también local de excipientes, tolvas, ampollas y mezcladoras, entre otros insumos y equipamiento (Pfeiffer y Campins, 2004).

A mediados de los cincuenta, se generalizó la instalación de empresas trasnacionales, favorecidas tanto por los Gobiernos

6. Dicha Escuela se cerró con la caída del peronismo y luego se refundaron dos: una en 1958 bajo la égida de la Universidad de Buenos Aires y otra, en 1959, bajo el Ministerio de Asistencia Social y Salud Pública. Las dos estaban dentro de los objetivos generales de la OPS sobre la necesidad del estudio y resolución de problemas de salud pública, de acuerdo a los fines generales enmarcados en el desarrollo de los países de América Latina (Biernat y Ramacciotti, 2017).

golpistas como por algunos desarrollistas. En el caso de las farmacéuticas norteamericanas, las precedió un informe de 1944 de Francis Goldman, financiado por la Armour Research Foundation of Illinois-Institut of Technology, que indicaba el dinamismo argentino en diferentes rubros, estimulando la inversión[7]. La actividad empresarial, tanto nacional como de filiales extranjeras, sufrió como otras a lo largo de las tres décadas siguientes los vaivenes económicos argentinos, hasta casi desmantelarse en los ochenta. También las instituciones sanitarias y científicas se expandieron y retrajeron, fruto tanto de la confusa situación política como de la represión golpista[8].

En este trabajo, nos concentramos en analizar los acuerdos y propuestas para la colaboración internacional, así como en algunas de las campañas que se organizaron localmente, surgidos a raíz de los programas de erradicación de la viruela. A partir de fuentes de los organismos internacionales nombrados y de informes y documentación producida en Argentina, así como de la prensa especializada sobre estas temáticas y de la repercusión en diversas publicaciones, se analizan en primer lugar los antecedentes del problema para luego avanzar sobre los avatares del proceso de control y eliminación de la enfermedad.

---

7. Sobre la historia y características de esta institución, véase "Armour Research Foundation" (2024). El informe se denominaba "Informe de cooperación para la promoción del intercambio. La industria química" (Pfeiffer y Campins, 2004).
8. Campins y Pfeiffer (2017) analizan el proceso de manera puntual, incluyendo entre los hitos la formación en 1958 de la Facultad de Farmacia y Bioquímica en la Universidad de Buenos Aires, separada de las ciencias médicas y exactas, donde se formaron profesionales con trayectoria en laboratorios públicos y privados, y la creación del Consejo Nacional de Investigaciones Científicas y Tecnológicas (CONICET), importantes para el desarrollo científico argentino. Entre esos vaivenes, se pueden citar en 1964 las dos leyes nacionales, Ley 16462 y Ley 16463, sancionadas durante el Gobierno de Arturo Illia, que daban protección a laboratorios locales para abastecimiento y control de precios de medicamentos. Una de las razones del golpe de 1966 fue justamente el *lobby* organizado por las farmacéuticas multinacionales para derrocar el Gobierno. A su vez, Juan Carlos Onganía reprimió muchos científicos de renombre y produjo una de las primeras "fugas de cerebros".

2. COLABORACIÓN Y CONTROL ANTES DE LA ERRADICACIÓN

El proceso de supresión de ciertas enfermedades infecciosas formó parte también de la expansión del control internacional, habida cuenta de que se trataba de pandemias que afectaban al comercio y al transporte de diversas naciones. Virus y bacterias llegaban a los puertos nacionales junto a mercaderías y personas, y su contagio impedía la normal circulación de productos y el ingreso de pasajeros. Una forma de restringir el avance de las afecciones era solicitarles a las personas la vacunación[9]. La viruela estuvo incluida en los protocolos de congresos y reuniones internacionales para regular tanto las cuarentenas como el aislamiento en caso de detección de brotes epidémicos desde 1851. Las conferencias tuvieron progresivamente el interés de Estados Unidos y de una organización bajo su dominio, la Oficina de la Organización Panamericana de la Salud. Hacia 1902 esa agencia reguló los intercambios de los países americanos y en 1924, logró la sanción del Código Sanitario Panamericano[10]. Argentina tuvo un bajo nivel de interés por esta serie de acuerdos de la OPS hasta los años veinte, puesto que sus objetivos estaban volcados más a vincularse con los países europeos que con los americanos (Veronelli y Testa, 2002).

9. La vacunación antivariólica fue obligatoria en Argentina desde 1903, a partir de la Ley 4202, y en 1941, se agregó la antidiftérica. Creemos que no hubo una resistencia extensa y significativa frente a la vacunación, sino que, por diversas estrategias, en especial la intervención de agencias educativas, la población aceptaba estas medidas como parte de la rutina. El hecho de que fuera requerida la certificación de poseer la antivariólica o la antidiftérica para ingresar al sistema escolar o en el empleo público fue una importante contribución que coadyuvó en su implantación. Además, la producción segura y eficaz de vacunas estuvo refrendada por el sistema sanitario público, que controlaba las cepas y distribuía la linfa en condiciones de aptitud para su colocación (Di Liscia, 2021, 2022 y 2023).

10. El Departamento Nacional de Higiene, a través de su presidente, Gregorio Aráoz Alfaro, se adhirió a las propuestas plasmadas en el Código que tenían en cuenta la aparición en puertos y aeropuertos de epidemias como la peste, el cólera, la viruela y la fiebre amarilla. El Código se reformó en varias oportunidades (1940 y 1952), incluyendo nuevas normativas con el apoyo de la Oficina y de las naciones americanas. y estuvo vigente incluso bajo el imperio de la OMS dado que la entidad panamericana continuó y profundizó en las décadas siguientes los programas vinculados con este continente (Delgado García, Estrella y Navarro, 1999; Cueto y Palmer, 2016).

Pero en 1934, la organización de la IX Conferencia Sanitaria Panamericana en Buenos Aires demostró una integración más sólida de Argentina en los objetivos panamericanos. También allí se denotó la colaboración de otros organismos internaciones: la Sección de Higiene de la Sociedad de Naciones, con sede en Ginebra, y la División de Sanidad Internacional de la Fundación Rockefeller[11]. Gregorio Aráoz Alfaro había participado como delegado en las conferencias panamericanas, realizadas en diversos países americanos entre 1924 y 1934. En la reunión de Buenos Aires se agregaron también otros funcionarios y científicos argentinos de renombre: Miguel Sussini, entonces director del Departamento Nacional de Higiene; Bernardo Houssay, luego Premio Nobel de Medicina y Alberto Zwanck, médico y sanitarista. Sin embargo, durante la Segunda Guerra Mundial y debido a la postura de neutralidad argentina, se enfriaron notoriamente los proyectos de colaboración conjunta. El Instituto de Asuntos Interamericanos, creado en 1942 en Washington D. C., rubricó diferentes acuerdos sanitarios con todos los países americanos, con exclusión de Argentina y Cuba. Los fondos provenían de la OPS y de la Fundación Rockefeller (Veronelli y Testa, 2002).

Las tensiones entre las instituciones norteamericanas y argentinas continuaron durante mediados de los años cuarenta, dado que el peronismo sostuvo entre 1946 y 1949 una posición equidistante entre los bloques capitalista y comunista, liderados respectivamente por Estados Unidos y la URSS. Pero luego, por el aislamiento económico y financiero, el Gobierno argentino se volcó hacia las promesas norteamericanas (Esposto y Zabala, 2010).

Síntomas de ese movimiento podrían observarse en la reunión del Comité Ejecutivo de la OPS, realizada también en Buenos Aires en 1947, cuando el presidente de la organización, Fred Stoper, obtuvo de los argentinos el monto significativo de 400.000 dólares, pero quedaron sin hacerse efectivos luego de continuas solicitudes y gestiones (Veronelli y Testa, 2002). Sin embargo, sí

11. Sobre la vinculación entre esta entidad y la OPS, véase Cueto (2007) y Cueto y Palmer (2016).

se llevaron a cabo con el asesoramiento de la OPS dos convenios refrendados con naciones fronterizas. En 1948 y 1949, Argentina firmó con Bolivia y Paraguay dos acuerdos sanitarios con el asesoramiento del organismo panamericano. Si aparecían en los territorios nacionales brotes epidémicos de viruela, fiebre amarilla, peste o cólera —entre otras enfermedades—, los países debían realizar acciones conjuntas para evitar su expansión dada la circulación fronteriza de trabajadores migrantes. En el caso de la viruela, además, las naciones establecerían campañas de vacunación. Asimismo, la OPS impuso un formulario obligatorio de certificación para asegurar tales medidas[12].

El panorama en Argentina en relación con las epidemias, sin embargo, se había modificado a mediados del siglo XX, dado que supuestamente la viruela y otras epidemias peligrosas estaban controladas. La población ingresaba a una fase más avanzada de bienestar, gracias a los avances de la tecnología médica y sanitaria. Un optimismo propio de la "revolución bacteriológica" proporcionaba la lente para visualizar este fenómeno sobre el impacto de las novedades en relación con la farmacología para el control de infecciones graves, así como técnicas de laboratorio y diagnóstico por imagen (Del Pozo, 2013). Esta situación dejaba a la luz enfermedades crónicas a veces fatales, como las cardíacas, la diabetes o los tumores cancerígenos, y otras endémicas, como la anquilostomiasis, la lepra, el bocio o el mal de Chagas, planteando además la extensión de la atención médica y social[13].

En general, se observa un descenso considerable de la viruela, aunque siguieron existiendo brotes epidémicos, como el que hubo en 1949 en Buenos Aires, y que removió nuevamente las responsabilidades públicas, dado que la vacuna suministrada por

12. Véase "Acuerdo sanitario" (1948) y "Acuerdo sanitario" (1949). El representante fue Alberto Zwanck, con el cargo de asesor de Política Internacional desde 1947 (Veronelli y Testa, 2002).

13. En documentos oficiales, se indicaba: "La vigilancia y la atención de la salud del pueblo, como función de Gobierno, impuesta en el doble sentido de la asistencia médica preventiva y curativa, debe ser brindada en igualdad de condiciones a todos los habitantes del país, constituye una finalidad esencial, dentro del concepto de Estado moderno, imperando desde hace tiempo en las naciones más adelantadas del mundo" (Gobierno de Argentina, 1946).

el Estado podía no ser eficaz. Pero también el brote indicó que si bien había una legislación que la hacía obligatoria, aún había resistencia o indiferencia a la inmunidad (Ramacciotti, 2006). Es difícil evaluar si la viruela se encontraba entre los aspectos centrales durante el peronismo, cuando avanzaron indudablemente conquistas sociales y donde el derecho a la salud adquirió más que un matiz discursivo. Entre 1947 y 1955 surgieron una serie de instituciones que jerarquizaron la salud pública, como la secretaría y luego el ministerio con esas denominaciones e injerencias. Se aprobó legislación específica y en 1951, el Código Sanitario, programado durante décadas. En dicha normativa se determinaba la necesidad de mantener vacunada a la población y erradicar enfermedades "cuarentenables" o de grave peligro (Veronelli y Veronelli Correch, 2004)[14].

En una publicación dirigida a docentes de todo el país, la *Revista de Educación Sanitaria* (luego *Revista de Sanidad Escolar*), el jefe de la Sección de Profilaxis de la Dirección de Salud Escolar informó concienzudamente a sus lectores sobre la "vacunación antivariólica", considerando que se trataba de un "tema vulgar al que no se acuerda suficiente importancia y que todos aceptan sin discusión y de buen grado" (Hansen, 1954: 8)[15]. De todas maneras, el médico se lanzó a otorgar tranquilidad indicando que la vacuna se fabricaba a partir de terneros inoculados con *cowpox*, virus similar al de la viruela humana y que la linfa obtenida se conservaba con glicerina, que actuaba como antibiótico para impedir el desarrollo de gérmenes. El animal del cual se había extraído el material era sacrificado y analizado, y si tenía lesiones se descartaba todo el producto. Luego, la vacuna se homogeneizaba y envasaba en tubos de vidrio para 100 aplicaciones durante tres meses, a una

14. En la documentación de planificación oficial de acciones sanitarias la viruela está incluida quizás en el control de endemias y epidemias, pero sin especificar, mientras que sí lo están otras enfermedades, como "brucelosis, lepra, hidatidosis, enfermedad de Chagas" (Gobierno de Argentina, 1953: 89).
15. El área dependió primero del DNH y del Ministerio del Interior, pero a mediados del siglo XX lo hacía del Consejo Nacional de Educación y del Ministerio de Educación y Justicia. Sobre la conexión entre diferentes agencias y la vacunación en periodos anteriores, véase Di Liscia (2022).

temperatura de 4-8 °C; en determinados casos se utilizaba diseca-da o se volvía a licuar con glicerina. Se aplicaba en la piel del brazo, limpia, sin apoyar la aguja de marcar, presionando varias veces sin pinchar ni raspar, y se controlaban tanto las reacciones negativas como las que indicaban la efectiva inmunización con la aparición de pústulas (Hansen, 1954).

Retomamos esta pormenorizada descripción porque, en primer lugar, iba dirigida a futuros vacunadores que no siempre fueron (o serían) médicos, sino maestros, visitadoras, enfermeros y otras personas, con y sin formación específica. Y, en segundo lugar, porque tanto la fabricación de la vacuna antivariólica como su aplicación eran, punto por punto, las mismas descritas en 1901 para apaciguar las inquietudes de la población sobre la eficacia del producto (Di Liscia, 2021 y 2023). Habían pasado más de 50 años, pero prácticamente no había cambios en la factura y colocación de esta vacuna obtenida de manera rutinaria en un laboratorio público[16].

En 1953, la OMS había enviado a los países miembros una consulta para estudiar la erradicación de la viruela. Ese mismo año en la reunión regional del Consejo Regional, la OPS propuso un fondo de 75.000 dólares para un programa adicional, indicando que la cantidad de casos en 17 países, entre 1948 y 1952, había sido de 85.000, con 14.200 defunciones. Los problemas detectados (muchos se van a repetir en la década siguiente, una y otra vez), eran el transporte inadecuado de las vacunas y el uso de "linfa glicerinada", enfatizando la necesidad local de utilizar "vacuna seca". Para resolverlos, la OPS incluyó un técnico norteamericano que brindaría asesoramiento y entregó equipamiento para instalar un laboratorio para producir vacunas en Ecuador, Colombia, Brasil y Chile[17]. No se incluía en ese listado a Argentina, quizás porque el

16. Por ejemplo, Larguía (1902) indicó detalladamente el proceso de producción de vacunas, partiendo de las terneras escarificadas hasta la forma de rellenar los tubos con la preparación glicerinada. En todas las fases, se observa el uso escaso de tecnología de laboratorio dado que el material se preparaba sobre todo de manera artesanal.

17. "Un experto de Estados Unidos en la producción de vacuna, especializado en la producción de vacuna seca, ha visitado algunos países para suministrar asesoramiento y asistencia a las autoridades de salud-publica en la instalación de laboratorios de producción de vacuna seca. Este experto visitará próximamente otros

país no lo solicitó, dado que entonces parecían ser suficientes sus recursos ("Campaña contra la viruela", 1953)[18].

En vistas de organizar el área e impulsar acciones conjuntas, la Oficina Sanitaria Panamericana organizó una representación zonal en Buenos Aires, que debía atender además de Argentina, a Paraguay y Uruguay. El Gobierno había aceptado en 1951 la apertura, pero recién se produjo en 1954. La oficina de la Zona VI otorgó 164 becas (46 de ellas a argentinos), dictó cursos de adiestramiento y seminarios prácticos que apuntaban a programas específicos de tipo ambiental para la erradicación, por ejemplo, del vector de la fiebre amarilla. A la vez, se apuntó a establecer las condiciones más eficaces para probar la "vacuna seca", en el caso de la vacunación antivariolosa, entre otros programas[19]. El país producía, como se señaló, desde principios del siglo XX, millares de dosis de vacunas glicerinadas, con una técnica que, si bien había sido relativamente exitosa durante décadas, ya a mediados de siglo no parecía eficaz. Por ello, la Oficina impulsó en toda América un recambio de la tecnología apuntando a la producción de otras vacunas que se debían rehidratar para su uso (por eso se mencionaban como secas). En Argentina se instalaron nuevos equipos para este tipo de producto en 1955[20]. Por entonces se inmunizaba habitualmente y de manera universal en dispensarios públicos, con la colocación obligatoria de la antivariólica y también la antidiftérica a niños pequeños, y a raíz de una grave epidemia en 1956, se realizó una campaña contra la poliomielitis, esta última con

---

países" [...] Otros países, como Paraguay y Uruguay, han solicitado también asistencia para desarrollar o mejorar la producción de vacuna seca. Estos países recibirán equipo de laboratorio en la medida que lo soliciten y se estime necesaria ("Campaña contra la viruela", 1953). No se especifica en este o en otros documentos similares qué tipo de equipamiento de laboratorio se entregó.

18. La vacuna liofilizada existía desde 1949 y permitía conservar el virus en buenas condiciones sin refrigerar durante un mes; fue el sistema propuesto para sustituir la vacunación glicerinada, de base más inestable (Cueto y Palmer, 2016; Fenner, 2011).

19. "Oficinas de zona" (1954). Otras de las actividades previstas en Argentina incluían la capacitación de enfermeras y la catalogación de la Facultad de Medicina de la Universidad de Buenos Aires.

20. "Erradicación de la viruela en las Américas" (1955). Se menciona una inversión de 144.089 dólares de un fondo especial para todas las naciones.

vacuna importada. También eran usuales la vacuna contra la tuberculosis (BCG), la antitetánica y la antitífica, entre otras vacunas no obligatorias.

La particular situación del país, con el golpe militar de 1955, implicó una revisión de las medidas tomadas durante los Gobiernos anteriores, a la luz de un supuesto hiperdesarrollo de la medicina curativa sobre las prácticas preventivas, entre las cuales estaba la vacunación. La situación sanitaria estaba lejos de ser boyante. Un informe detallado por expertos de la OPS de ese mismo año daba cuenta de un sistema sanitario centralizado pero inoperante que no resolvía los problemas graves de salud de la población. Por ejemplo, en el caso que nos ocupa, la Dirección de Epidemiología y Endemias se componía de una secretaría técnica, tres departamentos, diez divisiones y 33 secciones. Ese nutrido organigrama a nivel nacional implicaba, para los expertos, numerosos funcionarios a cargo y empleados que no siempre cumplían las funciones. Además, en algunas provincias argentinas se duplicaban los servicios que en otras faltaban, denotando una falta de coordinación. La recomendación era entonces proceder a la federalización de los hospitales y mantener las campañas específicas solo en algunos casos, hasta que se alcanzaran los objetivos de control epidemiológico (Veronelli y Veronelli Correch, 2004).

Ahora bien, en 1959, la agencia internacional enfatizó que los avances referidos a la erradicación de la viruela eran muy lentos en toda América, con demoras tanto técnicas como administrativas. La OPS consideraba que no había obstáculos financieros y que, frente a otras erogaciones sanitarias, la eliminación total de esta enfermedad no suponía gastos onerosos, que podían por lo tanto solventar los mismos Estados americanos. En el caso argentino, la oficina de la zona había realizado en Jujuy, Salta y San Juan, tres provincias argentinas, reuniones con el personal sanitario, indicando que la vacuna glicerinada producida era suficiente, pero no así la desecada. A pesar entonces del apoyo indicado en 1956 para realizar ese recambio técnico, el país no tenía aún las cantidades requeridas para otorgar seguridad y fiabilidad a las campañas, debiendo revacunar una y otra vez con productos que ya habían demostrado sus límites[21]. Poco tiempo después, sin embargo, la situación sufrió un vuelco.

3. ARGENTINA Y LA MARCHA GLOBAL POR LA ERRADICACIÓN

La década de 1960 estuvo marcada por la puja este-oeste a nivel internacional. La intención norteamericana era ampliar el radio de acción en el espacio continental a través de diferentes estrategias de desarrollo, enmarcadas en la Alianza para el Progreso y plasmadas en la Carta de Punta del Este de 1961, para evitar estallidos revolucionarios como el sucedido en Cuba. En uno de los acuerdos se indicaba como uno de los objetivos la erradicación del paludismo y la viruela en las Américas[22]. Se comparó ese desafío con la llegada a la luna, que el entonces presidente norteamericano John F. Kennedy, uno de los mentores de la Alianza, había considerado un hito para toda la humanidad ("Erradicación de la viruela", 1971).

Ahora bien, es importante destacar algunas características de la política externa argentina. Posteriormente al derrocamiento del peronismo y del golpe militar, el Gobierno desarrollista y constitucional de Arturo Frondizi en 1958 desplazó a la nación de un alineamiento casi irrestricto con Estados Unidos a un planteo "prooccidental realista y racional" (Sánchez, 2010: 220). Los militares que gobernaron luego del golpe militar en 1962 volvieron a la alianza con el bloque occidental, pero entre 1963 y 1966 un nuevo Gobierno, esta vez en manos del médico y radical Arturo Illia, tuvo instancias diferentes, oscilando entre acuerdos con Estados Unidos y posturas nacionales en determinados aspectos clave en

21. En 1957, se produjeron 20.000.000 de dosis de vacunas glicerinadas y solo 110.000 desecadas; en 1958, 6.500.000 glicerinadas y 85.000 desecadas ("Estado de la erradicación", 1959). Véase la tabla 3.
22. Figuran en la Carta de Punta Este (1961). Resolución A2: Plan decenal de Salud Pública de la Alianza para el Progreso. Véase al respecto "Informe sobre las actividades de salud" (1962).

los cuales se denotaba cierta oposición, como la política petrolera (Simonoff, 2010)[23].

Es importante destacar que las posturas expresadas por los Gobiernos integraban a veces conflictivamente las de actores muy diversos, como movimientos y partidos políticos, industriales e intelectuales, por nombrar solo algunos. Durante los interregnos democráticos, hubo movilizaciones populares masivas que criticaban la alineación con el bloque occidental o el antinacionalismo, licuadas en tiempos dictatoriales. Las doctrinas anticomunistas se hicieron más potentes entre conservadores y católicos, justificándose así la intervención militar y sucesivos quiebres del orden constitucional en defensa de una sociedad ordenada y paradójicamente, libre[24].

Es en este marco, ciertamente confuso y contradictorio, donde se desenvuelve la colaboración internacional, sobre todo con la OPS, tan compenetrada con las políticas continentales norteamericanas. Un documento minucioso, confeccionado por este organismo, recogió indicadores sanitarios en todas las Américas de 1960 a 1964. Si bien este informe ya venía realizándose desde 1950, daba importancia ahora a la esperanza de vida y a la atención médica, para "acelerar el progreso" (*Las condiciones de salud*, 1966: iii). La información referente a Argentina podía contrastarse con otras naciones de peor representación. A la vez, ponía en duda la solución inmediata de muchos problemas con más prioridad que la viruela, enfermedad que no representaba un peligro[25].

Las cinco primeras causas de muerte fueron, en 1962, "tumores malignos, enfermedades del corazón, lesiones vasculares que

23. Los Gobiernos *de facto* posteriores (1966-1973) si bien se alinearon con el bloque occidental, mantuvieron algunas instancias de definición económica autónomas y nacionalistas. Durante el regreso de Perón al poder en 1974, se dibujaron algunas líneas vinculadas a Argentina en la "tercera posición", sin profundizarse debido a la difícil situación interna. En 1976, la primera Junta Militar declaró su vinculación a Estados Unidos en aspectos ideológicos, pero también a otras naciones por motivos económicos (Miller, 2008).
24. En esta temática, Bohoslavsky y Franco (2024).
25. El ingreso per cápita era de 682 dólares en 1964 (cuando en Estados Unidos era de 2.707 y en Bolivia de 130). La expectativa de vida al nacer era la más alta de América Latina (65,5 años en 1960), cuando en Estados Unidos era de 70,1 y en México, de 58 años (*Las condiciones de salud*, 1966).

afectaban al sistema nervioso central, accidentes, suicidios y homicidios, y enfermedades propias de la primera infancia" (*Las condiciones de salud*, 1966: 35). Por lo tanto, muchas de las enfermedades infecciosas estaban controladas y ya no formaban parte de las principales causas de mortalidad. Entre 1951 y 1971 hubo brotes importantes de viruela, pero salvo algunos casos importados, la enfermedad no parecía ser una preocupación nacional ya a mediados de esa segunda década. Argentina había ingresado en un esquema demográfico diferente, con un aumento de la morbimortalidad de las enfermedades crónicas, producto de las consecuencias de la urbanización y alargamiento de la esperanza de vida, entre otras razones.

TABLA 1

CASOS DE VIRUELA EN ARGENTINA

AÑO	CASOS	AÑO	CASOS	AÑO	CASOS
1951	1.404	1960	64	1969	-
1952	982	1961	4	1970	24
1953	309	1962	2*	1971	-
1954	256	1963	-	1972	-
1955	55	1964	12*	1973	-
1956	86	1965	15	1974	-
1957	335	1966	21	1975	-
1958	27	1967	30**	1976	-
1959	36	1968	-	1977	-

* Casos importados. Fenner *et al.* (1988).
** En "Erradicación de la viruela" (1971) figuran 23 casos.
Fuente: Elaboración propia a partir de "Estado de la erradicación" (1964).

Pero persistían las dolencias de la primera infancia, vinculadas con la pobreza, dado que se trata de patologías de desnutrición y malnutrición, carencia de agua potable y viviendas adecuadas. Al examinar los cinco primeros años de vida, la situación argentina parecía halagüeña, comparando otras naciones con problemas sanitarios más graves[26]. No obstante, en el análisis respecto a los

26. La tasa de mortalidad en menores de 5 años era de 15,8/1.000 habitantes en 1960, cuando en Estados Unidos era de 6,3 y en Guatemala, de 42,7/1.000 habitantes (*Las condiciones de salud*, 1966).

niños menores de un año la situación cambiaba, dado que entre 1960 y 1964 no había disminuido la mortalidad[27].

En 1960, durante el interregno democrático de una década saturada de gobiernos autoritarios, el Congreso sancionó la Ley de Salud Pública nº 15.465, vigente hasta hoy. Se instrumentó la denuncia obligatoria de la viruela como enfermedad contagiosa entre otras; de esa manera, se podría hacer un seguimiento "caso a caso" a través de la vigilancia sistemática. En dicha normativa se obligaba al personal médico a notificar obligatoriamente y de forma inmediata las enfermedades infecciosas entre las cuales se encontraban la viruela mayor y viruela alastrim. Se debían denunciar tanto su existencia como la sospecha de casos antes incluso de realizar pruebas diagnósticas y suministrar datos sobre la localización e individuación de enfermos o portadores. La información se concentraba en el entonces Ministerio de Asistencia Social y Salud Pública, que iba a realizar las tareas de asistencia y aislamiento, así como sancionar con multas y suspensión profesional a quienes incumpliesen la medida.

Ese mismo año, el informe de la OPS-OMS, luego de la reunión anual en Cuba, avanzó sobre varios aspectos, entre los cuales estaba la definición técnica de erradicación, considerando que podían declararla las naciones donde fuese endémica y se mantuviesen sin casos durante tres años, con un 80% de cobertura vacunal continua de toda la población, revacunación y control de las fronteras. Argentina declaraba que en 1958 había vacunado a 751.591 personas y en 1959, a 1.280.486 ("Estado de la erradicación", 1960), lo cual estaba lejos de la cobertura indicada dado que, en 1960, la población alcanzó los 20.013.793 habitantes. Al año siguiente, los denominados países del hemisferio occidental volvieron a refrendar la necesidad de erradicar la viruela. Y Argentina indicó que preparaba una campaña, coordinada entre Gobiernos provinciales y el nacional, para llegar a la cobertura requerida ("Estado de la erradicación", 1961).

27. Disminuyó de 62,4/1000 a 60,7/1.000 en esos años (*Las condiciones de salud*, 1966). Un análisis general sobre la mortalidad y la demografía, en Grushka (2014); en relación con la transición epidemiológica, véase Carbonetti y Celton (2007).

La noción de erradicación provenía de Fred Stoper, por entonces director de la OPS, para quien se trataba de "limpiar" una zona y extenderla hasta hacerla coincidir con la frontera nacional. El imaginario de este funcionario sanitario era idéntico al policial, que consideraba controlado el crimen cuando su nivel de incidencia era tan bajo que solo tenía importancia para la víctima (Stoper, 1960: 122). Para la cabeza de ese poderoso organismo, la viruela era posible de erradicar por la vacunación en masa, y a ello apuntó la denominada campaña de intensificación a nivel internacional, de la cual ya hemos indicado sus fases y características.

Diversas publicaciones de agencias educativas argentinas volvieron a retomar la vacunación antivariólica, dando algunas precisiones sobre los tipos de vacunas utilizadas y la coordinación. El entonces jefe de la División de Profilaxis de Sanidad Escolar, el médico Alberto Urribarri, indicó la existencia de la vacuna glicerinada y mencionó la liofilizada, una técnica más novedosa que la anterior (y que la desecada) que estaba en el centro de las decisiones de los máximos organismos sanitarios. Dentro de un listado más amplio de productos para inmunizar, como la antidiftérica, la antipolio, la BCG, la antitetánica, la triple, cuádruple y asociadas, y otras, la antivariólica se presentaba como una de las pocas obligatorias y, a la vez, menos estable y más sensible a las condiciones atmosféricas. El facultativo indicó enfáticamente otra vez (en la misma publicación, que ya había publicado tres años antes casi lo mismo) las formas de vacunar y agregó ahora las formas de conservación: "Los rayos solares y el calor la inutilizan" (Urribarri, 1960: 3). Se debía resguardar en cámaras a 15 °C hasta una semana y en congeladora familiar hasta tres, de lo contrario, perdía su poder antígeno.

En distintas provincias argentinas se iniciaron, fruto de la insistencia de los organismos internacionales, campañas de vacunación masivas ("Estado de la erradicación", 1961). Tenemos información pormenorizada sobre la de Santa Fe, una de las más pobladas (Di Liscia, 2021). En octubre de 1960, la capital se dividió en secciones y 52 brigadas acudieron a cada domicilio, vacunando desde los tres meses de edad, con un sistema nuevo que no dejaba cicatriz ni marca alguna y el "suero purísimo provisto por el Instituto Nacional de Microbiología". El ministro provincial de salud brindó confianza a la población y el primero en vacunarse fue el gobernador ("Con la aplicación", 1960: 4).

Una detallada descripción apareció en los informes oficiales de la OPS respecto a los ingentes esfuerzos de Argentina, que había puesto en manos de los Gobiernos provinciales parte de la vacunación y que declaró en 1962 que se había inmunizado al 80% de la población en 16 de las 24 provincias, cuestión que no se había logrado solo dos años atrás. Pero se indicaban 5.621.896 vacunados y, por lo tanto, estaba lejos de llegar a la cobertura indicada, dado que el país tenía en 1960 un total de 20.013.793 habitantes[28].

TABLA 2

VACUNACIÓN EN ARGENTINA

AÑO	VACUNADOS	AÑO	VACUNADOS
1958	751.591	1967	1.807.000
1959	1.280.486	1968	453.468
1960	1.990.467	1969	2.141.000
1961	4.407.020	1970	11.009.000
1962	1.344.401	1971	1.545.000
1963	638.502	1972	844.000
1964	s/d	1973	s/d
1965	s/d	1974	s/d
1966	1.249.904	1975	s/d

Fuente: Elaboración propia a partir de "Estado de la erradicación" (1961), "Erradicación de la viruela" (1971) y Fenner *et al.* (1988).

La situación había mejorado respecto a las dosis de vacunas, ya que entre 1960 y 1962 se produjeron 19.300.000. En el documento oficial, se desgranaban las razones económicas por las cuales las naciones debían esforzarse en el programa, dado el costo de la enfermedad y el sostén de la emergencia en relación con el comercio nacional e internacional, considerando su rápida

28. En otras fuentes, el número es mucho menor, alcanzando solo a 1.344.401.

dispersión. Pero la contribución económica de la OPS-OMS en el caso argentino fue muy limitada, indicándose solo un exiguo monto de 9.736 dólares, sin que se indique exactamente para qué rubro estaba dispuesto ese presupuesto ("Informe sobre el estado", 1962).

En 1962 se detectaron, además de otras enfermedades epidémicas que se consideraban ya erradicadas, enfermos de viruela. Un análisis de casos sospechosos dio positivo en solo 21 de las 149 muestras, pero para el personal sanitario era preocupante, porque aparecían en el norte argentino. Allí existía una permanente circulación de personas que venían o partían a países vecinos como Bolivia, Paraguay y Brasil, donde la enfermedad emergía anualmente. Se presuponía en esas naciones menor interés o incluso abandono de la vacunación. De hecho, la viruela seguía siendo endémica en Brasil, con miles de casos (Fenner *et al.*, 1988; Hochman, 2009).

Veamos de manera más detenida una cuestión determinante: la confección y distribución de la antivariólica. A través de un laboratorio público, Argentina producía vacunas suficientes para abastecer las demandas de cobertura, como puede observarse en la tabla 3, pero de acuerdo a la normativa internacional, al ser glicerinadas tenían escasa efectividad: una vez producido el virus animal, se colocaban en envases de 100 dosis y al abrirse y no estar refrigeradas, solo podían utilizarse durante el día (Fenner *et al.*, 1988).

Por ello, la OPS-OMS habían insistido en la producción de dosis de la desecada, que podía utilizarse en climas cálidos. Con el equipamiento y asesoramiento de estas organizaciones internacionales, Argentina produjo entre 1957 y 1959 vacunas desecadas y glicerinadas, pero luego se retornó a la producción de solo esta última.

En 1966, por el contrario, el país declaró solamente en uso la vacuna liofilizada y en cantidades tan abundantes como para suministrarla a países vecinos para sus propias campañas de vacunación. Esta vacuna era más potente y estable, con menores posibilidades de contaminación, aunque la producción se realizó con la cepa viral Massachusetts 999, que no estaba especialmente recomendada por los organismos internacionales[29].

TABLA 3

PRODUCCIÓN Y TIPO DE VACUNAS ANTIVARIÓLICAS EN ARGENTINA (EN DOSIS)

AÑO	VACUNA GLICERINADA	VACUNA DESECADA	VACUNA LIOFILIZADA	TOTAL
1957	20.000.000	110.000	-	20.110.000
1958	6.500.000	85.000	-	6.585.000
1959	4.099.400	60.000	-	4.159.400
1960	6.600.000	-	-	6.600.000
1961	11.418.100	-	-	11.418.100
1962	s/d	s/d	s/d	s/d
1963	13.300.000	-	-	13.300.000
1964	7.190.000	-	-	7.190.000
1965	13.310.000	-	-	13.310.000
1966	13.890.000	-	-	13.890.000
1967	-	-	560.000	560.000
1968	-	-	14.944.800	14.944.800
1969	-	-	21.427.850	21.427.850
1970	-	-	44.350.325	44.350.325
1971	-	-	12.218.600	12.218.600
1972	-	-	17.456.000	17.456.000

Fuente: Elaboración propia a partir de Fenner *et al.* (1988) y Rodrigues (1975).

En 1967, la Secretaría de Estado de Salud Pública del Ministerio de Bienestar Social y la Universidad de Buenos Aires firmaron un convenio con la OPS que incluía la creación, instalación y funcionamiento del Centro Latinoamericano de Administración Médica, con sede en Buenos Aires (Ley nº 17.560, 1967). Entre las obligaciones de la OPS estaba proveer servicios de asesoramiento del personal profesional de la sede y de la oficina de la Zona VI,

29. En el listado de naciones proporcionado por la OMS, solo Argentina utilizó esta cepa; el resto producía el *cowpox* con las cepas Bourdeaux, Lister u otras (Fenner *et al.*, 1988). En 1971, la mayor parte de los países producían con la cepa Lister (Parrino y Graham, 2006).

y brindar un consultor especializado en administración médica encargado el primer año y luego, a partir de 1968, un médico director del Centro. Además, debía financiar consultores a corto plazo, como profesores en materias determinadas o expertos en programas de investigación, y se comprometía a becas y subvenciones del programa, sin especificar montos, así como al equipamiento (material para las clases). Las contrapartes nacionales estaban dirigidas a suministrar los espacios para el Centro, la computadora para la Unidad de Cálculo y debían proveer tanto convenios provinciales como financiar los desplazamientos al interior.

Ese mismo año, la OPS firmó otro convenio con Argentina, entre otras naciones latinoamericanas, como Bolivia, Brasil, Colombia, Chile, Ecuador, Paraguay, Perú y Uruguay:

> Sobre programas de erradicación y ha facilitado asesoramiento técnico para los respectivos planes de operaciones. Con base en dichos planes se distribuyeron equipo y suministros y se procedió a atender a las prioridades fijadas por la OPS-OMS para los programas: la primera corresponde a los países en donde existe la viruela y la segunda, a aquellos donde la enfermedad ya no existe, pero que necesitan programas de mantenimiento (*Informe anual*, 1968: 11)[30].

Tanto la formación del Centro Latinoamericano como el acuerdo de erradicación antes citado fueron las bases para organizar la llamada fase intensificada en Argentina. En los requerimientos internacionales estaba el uso de *freeze-dried smallpox vaccine* (liofilizada), lo cual era difícil de lograr en naciones subpobladas y subdesarrolladas, por lo que la OMS donó 465 millones de dosis a 27 de ellos (Fenner, 2011: 29). Sin embargo, Argentina no estaba entre esos países, por lo cual, desde 1967 hasta el fin de la campaña, las liofilizadas fueron de producción local,

30. El director era Abraham Horwitz. Para más información sobre su perfil y características, véase Cueto y Palmer (2016).

con equipamiento proporcionado por la OPS-OMS[31]. Los fondos de apoyo económico continuaron siendo relativamente exiguos, sobre todo comparados con los brindados a otros países del Cono Sur ("Erradicación de la viruela", 1971). Entre 1953 y 1966 el programa fue financiado con 16.000 dólares; en 1967 hubo un aporte mayor (87.000 dólares), en 1968 fue de 12.000 dólares; en 1969, de 47.000; en 1970, de 71.000 y en 1971, de solo 6.000. Muchos de los fondos se dirigían a financiar la movilidad del personal y los vehículos de las campañas, dado que la fabricación de vacunas era un asunto nacional. En ese mismo momento, otros países como Brasil recibieron entre 176.000 y 481.000 dólares por año (Fenner *et al.*, 1988).

En 1970, la producción fue tal que incluso permitió donar a Brasil para su campaña, donde la viruela tenía aún miles de casos y una mortalidad significativa (Rodrigues, 1975; Fenner *et al.*, 1988). Las dificultades del programa se suscitaban por la misma estructura y el medioambiente; por ejemplo, en esa nación, una inundación sucedida en 1964 dejó sin electricidad a Río de Janeiro e interrumpió la producción, acarreando otras consecuencias vinculadas con el retraso de la erradicación en su conjunto. Pero se indicó que "en el presente año, con la vuelta a la normalidad en el Instituto y la producción de Argentina, que está calculada en 12.000.000 al año, la región tendrá resueltas sus necesidades básicas en cuanto a la producción de vacuna liofilizada" ("Estado de la erradicación", 1967: 1).

A su vez, este interesante tema remite a la estandarización y a la dinámica de ayuda técnica, muy estudiada en un periodo anterior en relación con productos biológicos como sueros y vacunas antidiftéricas (Caballero Martínez y Porras Gallo, 2023). En el caso de la viruela, los organismos internacionales dispusieron que los productos para vacunar se comprobasen a través del Connaugth Medical Research Laboratories, en Canadá, y elaboraron un manual, iniciando visitas para el seguimiento y control en diferentes países, entre los cuales estaba Argentina. Dentro de las medidas,

31. No existe en los documentos especificaciones de lo suministrado en Argentina, solo de manera general se menciona la entrega de equipos de refrigeración y transporte de vacunas liofilizadas (Fenner *et al.*, 1988).

también estaba el empleo de nueva tecnología para vacunar, con el uso del Jet Injector y de las agujas bifurcadas, que permitían vacunar más rápidamente y con mayor seguridad ("Estado de la erradicación", 1967; Fenner, 2011).

Al prestar atención más de cerca al proceso, Abraham Horwitz indicó que la OPS había iniciado con Argentina un programa conjunto que duraría desde 1967 hasta 1970, con el asesoramiento del personal, el aporte de equipos y suministros (incluyendo equipo para la liofilización en la elaboración de vacunas por el Instituto Nacional de Microbiología) y servicios de laboratorio de referencia para el control de antígenos[32]. El presupuesto total era de 217 millones de pesos argentinos para los tres años, y en esa contraparte el Gobierno nacional, por entonces en manos de los militares, debía organizar campañas de vacunación, lo cual realizaron ampliando la cobertura (*Informe Anual*, 1968).

En el marco de los acuerdos, las naciones americanas se comprometieron a establecer el análisis de muestras de acuerdo a procedimientos estandarizados por la OPS. A través de cursos y seminarios, diversos especialistas de laboratorios de Atlanta (Estados Unidos) y del Instituto Adolfo Lutz (Brasil) brindaron asesoramiento sobre la determinación y cultivo de muestras de viruela, dadas las dificultades tanto en la recepción de muestras de casos sospechosos como en su análisis. Desde 1964, se despachaban instrucciones detalladas sobre la recolección de fluidos y costras en tubos, ya que, al llegar en malas condiciones, la detección era siempre negativa. Los encargados, Pfiefer y Vilches, del Instituto Nacional de Microbiología Carlos Malbrán en Buenos Aires, remitieron entre 1965 y 1969 a los laboratorios extranjeros muestras de casos sospechosos de viruela para testificar si se hallaba el virus, con escasas confirmaciones. Se detectaban otras enfermedades como varicela, herpes y complicaciones por la misma vacunación (Noble *et al.*, 1969)[33].

32. Proyectos AMRO-0106 y -0300 (*Informe anual*, 1968).
33. En 1965, de 15 muestras, una tuvo confirmación de viruela; en 1966 se enviaron 52 muestras (12 confirmadas); en 1967, se enviaron 67 muestras (ocho confirmadas) y en 1968, solo 15, todas negativas para viruela (Noble *et al.*, 1969).

Antonio Vilches, por entonces director del Instituto Nacional de Microbiología Carlos Malbrán, había trabajado en la División de Microbiología del Laboratorio Squib, empresa farmacéutica que tuvo un importante desarrollo durante los años cuarenta y cincuenta (Pfeiffer y Campins, 2004). En 1965, Vilches participó de un seminario sobre enfermedades venéreas, organizado por la OPS en Washington D. C. con la colaboración del Servicio de Salud Pública norteamericano y, por lo tanto, estaba bien al tanto de los objetivos de la erradicación. En un breve artículo, desgranó algunas de las deficiencias de los laboratorios públicos de América Latina, mencionando la necesidad de promover la colaboración internacional para mejorarlos en diferentes aspectos, como la capacitación del personal y los antígenos a utilizar en las muestras de detección. Y si bien gran parte de la información se correspondía con la sífilis, hay pistas sobre cuál era el equipamiento convencional necesario en los laboratorios, consistente en "centrifuga, estufa, agitador o microscopio" (Vilches, 1966: 331).

Al enfatizar el diagnóstico correcto de la enfermedad a erradicar, la OPS se volcó a estimular diversas reuniones entre expertos americanos. En 1967, patrocinó el Seminario Regional sobre Servicios de Laboratorios de Salud celebrado en Brasil, que destacó la función esencial que desempeña el laboratorio de salud pública en la planificación y ejecución de programas nacionales de salud. De acuerdo al informe de Horwitz, en ese seminario las naciones manifestaron su interés en mejorar los laboratorios nacionales y establecer dichos servicios en el medio rural, sobre todo debido a las campañas de erradicación de las enfermedades, que intensificaron la producción de sustancias biológicas (*Informe anual*, 1968)[34].

34. "En muchos casos, estas campañas han tenido que limitarse debido a la falta de vacunas en cantidad suficiente, como ha ocurrido, por ejemplo, en los programas de lucha antivariólica y antipoliomielítica. La Organización ha tratado de prestar toda la asistencia posible a los países en su empeño por vencer estas dificultades. En varios países las instalaciones de los laboratorios de producción para garantizar el control de la calidad de las sustancias biológicas son limitadas y la inspección a este respecto ejercida por otros organismos distintos de la inspección de estos laboratorios es todavía menos adecuada. A pesar de ello, es asombroso el poco uso que se hace de los servicios de referencia ofrecidos por la OPS para el ensayo de

Ahora bien, el Instituto Nacional de Microbiología Carlos Malbrán, cuyo laboratorio se encargaba de la fabricación de las vacunas antivariólicas con las técnicas de liofilización, recibió aportes específicos, que se detallaron en el listado de colaboración entre OPS y Argentina durante 1967. El organismo americano detalló los "servicios de asesoramiento por personal de la sede, de la oficina de la Zona VI y del Centro Panamericano de Zoonosis; suministros" y entre la labor realizada, el Instituto había proseguido sus actividades "como centro de diagnóstico e investigación, como laboratorio de referencia para el control de los productos biológicos producidos por otros laboratorios nacionales o importados del extranjero, y para la preparación de productos biológicos que emplean los diferentes servicios de salud del país" (*Informe anual*, 1968: 159), como la antidiftérica, antitetánica, antitífica, BCG y DPT, entre otras. En el caso específico de la antivariólica, como indicamos, el laboratorio inició la producción de vacuna antivariólica liofilizada con el equipo provisto por la OPS-OMS con:

> Un título de diez unidades infectantes por mililitro y libre de bacterias (condiciones ambas que son necesarias para su uso por medio de inyectores a presión). Se diseñaron envases para facilitar su administración por este método, y se estaban fabricando lancetas esterilizadas (desechables) para aplicar la vacuna indistintamente por multipresión o escarificación" (*ibidem*: 160).

El contralor de productos y suministro de muestras era inútil sin campañas de vacunación para llegar al nivel de inmunidad requerida. De acuerdo a los informes presentados por los organismos internacionales, entre 1967 y 1972 se realizaron masivas campañas de vacunación en varias provincias argentinas, distribuyéndose cientos de miles de dosis. Pero hay aquí un desajuste en la información: mientras que el texto general emanado con posterioridad a la erradicación por la OMS menciona un número

---

productos biológicos. En 1967 solo dos países enviaron seis muestras a los centros de referencia para su ensayo" (*Informe anual*, 1968:11).

relativamente alto de vacunaciones entre 1967 y 1969, considerando la población total de Argentina, un documento anterior de la OPS-OMS establece una campaña de alcance mucho más reducido[35]. Se citaban numerosos inconvenientes financieros y administrativos, que habían retrasado los objetivos originarios del programa debido a desajustes entre el Gobierno nacional y las provincias. El presupuesto para esta sección había sufrido cambios y la meta inicial, que era vacunar en 24 provincias en 1968, no se llevó a cabo, aunque se había controlado un brote en Misiones (provincia lindera con Brasil) y se vacunó en Corrientes, Formosa, Chaco y Jujuy. Al año siguiente, con presupuesto nacional, se vacunó solo un a 14,23% de lo previsto y en las provincias patagónicas, al sur del país ("XVIII Conferencia", 1970).

Un documento de la situación sanitaria argentina, presentado a la OPS ese mismo año por la Dirección de Relaciones Sanitarias Internacionales del entonces Ministerio de Bienestar Social, informó sobre diversas acciones vinculadas al saneamiento ambiental, la atención médica, los recursos humanos, físicos, financieros y la legislación, así como la difícil transferencia de servicios y actividades nacionales a niveles provinciales sin completar aún. La erradicación de la viruela era uno de los muchos programas presentados, en colaboración también con la OPS-OMS y se indicaba aquí la aplicación vacuna antivariólica liofilizada, cuyas muestras se habían probado en Misiones (Olguín, 1970). La existencia de esta vinculación llevó a profundizar el programa, ya que, en 1970, cuando la población total era de más de 23 millones de personas, se vacunó a 11 millones. Una cuestión importante en esas campañas fue que se utilizaron también para introducir masivamente otras vacunaciones, como la de la polio, insistiendo en el carácter general de la inmunidad[36].

35. La información oficial, que se muestra en la tabla 3, procede de Fenner *et al.* (1988). En documentos de la OPS, también oficiales, se indican los siguientes números de vacunados para Argentina: 1967: 244.629; 1968: 323.952; 1969: 453.468 ("XVIII Conferencia", 1970).

36. Véase "Importante plan de vacunación desarrollarán en la Provincia" (1969), respecto a vacunación antivariólica, antipoliomielítica y antituberculosa. Asimismo, otras menciones, en "Programa de vacunación" (1976).

Veamos más de cerca ese proceso, dado que la OPS informó que entre 1965 y 1970 se había vacunado a un 90% de la población argentina y que la colaboración exitosa entre el organismo y el Gobierno era parte importante del proceso. En un escrito, el director, que continuaba siendo Horwitz, indicó que el convenio anteriormente nombrado incluía de parte de la OPS el financiamiento de un consultor a corto término que entrenó a técnicos de la Escuela de Salud Pública de la Universidad de Buenos Aires en el mantenimiento y uso de inyectores, así como insumos y equipos de refrigeración para vacunas[37]. Con esta serie de medidas, habían logrado vacunar a más de cuatro millones de personas en dos años, además de la "vacunación rutinaria" de 1.800.000 personas en 1970 (*Anual Report*, 1971: 172).

A partir de 1971 no se registraron ya casos (Fenner *et al.*, 1988). Argentina logró la declaración de erradicación en 1977 y dejó de colocar la antivariólica de manera definitiva en 1979 por consejo de las corporaciones médicas. La legislación de obligatoriedad de vacunación antivariólica fue derogada recién en 1978, durante la última dictadura militar. En el decreto se especificaba que la Sociedad Argentina de Pediatría aconsejaba suspender la vacunación por los riesgos que suponía en los niños al haber una remota posibilidad de enfermar. Finalmente, la OPS también recomendó suspender la vacunación antivariólica, sobre todo en áreas donde la viruela no era endémica.

4. REFLEXIONES FINALES

El programa de erradicación de la viruela fue, sin duda, exitoso en uno de sus explícitos objetivos, que era terminar para siempre con una enfermedad peligrosa, y esto se realizó a través de la colaboración internacional con la OPS, organismo vinculado a la lucha

37. Se cita un monto de 212.500 pesos argentinos, financiado por 13 provincias. Se indicaba asimismo la activa participación de 17 provincias en un país de 25, con vacunas liofilizadas de excelente calidad, preparadas no sobre tejidos de vacunos, sino de ovejas (*Anual Report*, 1971).

sanitaria, que provenía de una nación con intereses en la política económica argentina.

Los acuerdos con Estados Unidos representaron, sobre todo hasta finales del primer peronismo, un campo minado, pero también hubo marchas y contramarchas en los interregnos democráticos y aún en las instancias de control militar a lo largo del siglo XX. A la confusa situación política argentina se añadían condimentos económicos y el control ideológico del bloque occidental por parte norteamericana, que involucraba, además de fines humanitarios, intereses empresariales (por ejemplo, de las farmacéuticas locales) frente a empresas transnacionales.

Una cuestión importante es en qué consistió la colaboración en el caso que nos ocupa. En principio, Argentina disponía de un laboratorio público que producía vacunas suficientes desde mucho tiempo antes del programa internacional, pero utilizaba otro sistema que no permitía mantenerlas en condiciones. A diferencia de otras naciones, que tenían que montar laboratorios enteros y formar desde cero al personal, Argentina disponía de un sistema de producción de vacunas glicerinadas, que ya funcionaba a través de cepas en vacunos, y de recursos humanos en condiciones (técnicos y profesionales), provenientes también de instituciones públicas. También se puede especular sobre la provisión de equipamiento e insumos básicos (ampollas y tolvas, entre otros) que se obtenían de una industria farmacéutica localmente instalada y en funcionamiento, y que permitían en consecuencia la generación masiva de vacunas antivariólicas.

En los acuerdos con Argentina, la OPS impulsó entonces otro tipo de vacunas de mejor conservación y eficacia probada, las liofilizadas, que requerían refrigeración y unas condiciones específicas. También dictó seminarios de capacitación al personal de laboratorio para examinar las muestras y desarrollar las campañas la capacitación, sobre todo, para el uso del Jet Injector. Las estadísticas dejan entrever las dificultades de coordinación entre el Gobierno nacional, que buscaba federalizar la inmunización, y los Gobiernos provinciales, quienes no podían impulsar la vacunación masiva con productos poco confiables, que perdían potencia y carecían de transporte o de otras condiciones para llegar a la población sobre todo de las fronteras y evitar los brotes de viruela.

El recambio de unas vacunas por otras fue muy rápido, con cepas producidas en ovinos. El Instituto Nacional de Microbiología pudo suministrar millones de dosis a países vecinos, todo lo cual, creemos, nos permite especular sobre una estructura previa ciertamente rutinaria en la innovación científica argentina, pero a la vez lo suficientemente sólida en la fabricación de vacunas como para dar ese rápido salto cualitativo y cuantitativo. En el Instituto también se fabricaban otros productos biológicos para inmunización de la población en muchas epidemias infantiles, como hemos visto.

Sin embargo, ese proceso se interrumpió. Veamos más de cerca tal situación, dado que otra de las consecuencias de la erradicación fue la creación del Fondo Rotatorio de la OPS que permitía a los países miembros adquirir a bajo costo y alta calidad además de vacunas (contra la difteria, el sarampión, la BCG y otras muchas más), equipos de refrigeración y jeringas. Ninguna otra región de la OMS tuvo esa estrategia conjunta. El Fondo inició sus actividades en 1979, por insistencia de uno de los encargados de la OPS, Ciro de Quadros, y un presupuesto de 1,8 millones de dólares ese año. Entre ese año y 2019, proporcionó recursos para reducir enfermedades trasmisibles con el suministro estable de vacunas básicas (Cornejo *et al.*, 2023).

Al mismo tiempo, la existencia del Fondo, que adquiría vacunas a través de licitaciones internacionales, significó el progresivo desmantelamiento de los laboratorios públicos que producían vacunas a partir del avance neoliberal y del establecimiento de patentes. En 1998, un texto con la autoría de diversos investigadores de la OPS, entre los cuales se hallaba De Quadros, abogaba por un nuevo paradigma en los requerimientos para inmunizar a la población latinoamericana. El caso argentino llama la atención, puesto que mientras Brasil, México y Cuba habían logrado innovaciones tecnológicas significativas en sus entidades públicas, que los hacían aptos para continuar la producción de vacunas con nuevos estándares, en la nación rioplatense nada de eso había sucedido, dada la compleja situación política que significó retrocesos científicos notables y los vaivenes económicos sobre la situación particular de los laboratorios[38]. La nueva "función social y pública" a la que estaban llamados esos laboratorios significaba transformaciones en la labor rutinaria y se dejaban de producir vacunas que se podían adquirir en el Fondo Rotatorio de la OPS (Homma, Di Fabio y De Quadros, 1998: 228).

En 1973, con el advenimiento de un Gobierno democrático, el eje de los debates estaba más que en prácticas preventivas, en organizar un sistema integrado de salud, con mayor participación popular. El golpe militar de 1976 coartó esta y otras medidas, envió a muchos trabajadores de la salud a la cárcel, a la muerte o al exilio y dejó a los sectores más vulnerables en peores condiciones socioeconómicas que las existentes en los años sesenta.

En 1980 se declaró en todo el mundo a bombo y platillo que, gracias a la incidencia concreta de las políticas de inmunización llevadas a cabo en los cinco continentes, y en especial en los países subdesarrollados, podía declarase a esta enfermedad desaparecida totalmente en un éxito sin par. Ninguna otra enfermedad logró este *status* a pesar de haberse intentando antes, durante y después de esa fecha, por ejemplo, erradicar la poliomielitis o la malaria (Porras Gallo y Ballester Añón, 2016).

El discurso de la secretaria de Salud de Estados Unidos, Patricia Roberts Harris, volvía sobre este triunfo de colaboración intercontinental, indicando también que "unidos podemos lograr mucho en años venideros" ("Erradicación de la viruela, 1980: 5). Pero, como indicamos, la viruela ya no revestía la peligrosidad de antaño, dado que años de inmunización a diferentes generaciones habían evitado la existencia de un grupo portador del virus y la aparición de epidemias con alto grado de morbimortalidad. Sin embargo, paradójicamente, la OPS, en conjunto con otros organismos internacionales, puso en la agenda a la viruela para su erradicación. Se seleccionó porque no existe reservorio animal de un virus que se contagia de persona a persona y se habían

38. El Instituto Nacional de Microbiología, por ejemplo, había sufrido numerosos embates durante las sucesivas dictaduras por lo que había perdido importantes recursos humanos (Di Liscia, 2021).

desarrollado métodos más eficaces de vacunación. De esa manera, la posibilidad de éxito era mayor que si, por ejemplo, se planteaba resolver otros problemas más acuciantes en relación con las condiciones de vida de los más desfavorecidos que, como ya se había detectado, eran las principales causas que provocaban enfermedades y carencias.

En el marco de las políticas sanitarias argentinas, la de vacunación parece haber sido una de las más eficaces y pese a la particular situación del sistema de salud público nacional y provincial, quizás fue la única que se mantuvo a lo largo del tiempo, traspasando las alteraciones sucesivas que le imprimieron los bruscos cambios políticos. Incluso bajo Gobiernos de signo autoritario, que buscaron modificarlo en pos de objetivos dudosos de descentralización, se trató de una medida permanente y rutinaria. No encontramos en la mención a diferentes campañas la oposición que el programa encontró en otras naciones, donde parte de la población se resistió a estas medidas; la vacunación estaba aceptada y si no se avanzó con todas las fases planificadas inicialmente, eso puede achacarse más a la desorganización y a la desidia interna que a otras razones. Ahora, sugerentemente, en una nación donde la permanencia no es la norma, la Ley nº 15.465 sancionada en 1960 sigue vigente, a la que se le anexó el 31 de marzo de 2020 el Decreto nº 680/20 del Ministerio de Salud, que incorpora al régimen de enfermedades la notificación obligatoria de la COVID-19.

El impulso que la OPS dio en los noventa a un nuevo paradigma globalizado, cifrado en políticas de utilidad neoliberal[39], limitó la producción nacional de vacunas y dejó en manos de laboratorios de otras naciones, como el Connaugth de Canadá u otros de la India, Gran Bretaña, Suiza o Japón, la provisión de vacunas (Homma, Di Fabio y De Quadros, 1998). Y lo que podía ser entrevisto como más adecuado, era también un potente argumento para evitar que algunas naciones latinoamericanas, como Argentina, invirtieran en modernizar una estructura para la producción de vacunas que podían adquirir fuera del país.

39. Véase al respecto Birn (2011 y 2017).

Hasta el día de hoy, el sistema público continúa siendo fragmentado, disperso y sin cobertura universal. A finales del siglo XX, la transmisión de nuevas enfermedades, como el síndrome de inmunodeficiencia adquirida, y la emergencia de otras supuestamente históricas, como el cólera, esta última, producto del empobrecimiento de capas de la población, volvieron a poner sobre el tapete las nociones biomédicas de control epidemiológico, en el marco además de las problemáticas sobre la investigación en nuevas vacunas y bioética (Tealdi, 2015).

Por diferentes razones, vinculadas a la situación política, quiebres democráticos y la crisis económica posterior a la transición democrática, se desmanteló el sistema de producción de vacunas que había existido, con modificaciones, durante décadas. También incidieron aquí la percepción de un gasto pasible de eliminarse para la producción de otras vacunas, dado que podían adquirirse de manera más barata y segura a través, nuevamente, de la OPS (en este caso, por el uso del Fondo Rotatorio). Sin embargo, la soberanía sanitaria y la producción de vacunas volvieron a estar en el centro del problema, cuando la expansión de la COVID-19 puso en evidencia las dificultades de aquellas naciones como la Argentina que, habiendo dinamitado la estructura previa por razones supuestamente de eficacia y costo, debían hacer frente a una pandemia[40].

BIBLIOGRAFÍA[41]

Belmartino, Susana (2005): *La atención médica argentina en el siglo XX. Instituciones y procesos*, Buenos Aires, Siglo XXI.

Bhattacharya, Sanjoy y Ávila Pereira Campani, Carlos Eduardo (2020): "Reassessing the foundations: Worldwide smallpox eradication, 1957-67", *Medical History*, vol. 61, nº 1, pp. 71-93.

Biernat, Carolina y Ramacciotti, Karina (2017): "La formación en salud pública como vehículo de profesionalización de la burocracia sanitaria argentina del Siglo XX", en M. S. di Liscia y G. Soprano (eds.), *Burocracias estatales. Problemas, enfoques y estudios de caso en la Argentina (entre fines del siglo XIX y XX)*, Buenos Aires, Prohistoria Ediciones, pp. 137-161.

40. Véase al respecto Herrero y Belardo (2021).
41. Todas las consultas de las direcciones electrónicas aportadas se han realizado en noviembre de 2024.

Birn, Anne-Emanuelle (2011): "Small (pox) success?", *Ciencias e Saúde Colectiva*, vol. 16, nº 2, pp. 591-597.

Birn, Anne-Emanuelle; Pillay, Yogan y Holtz, Timothy H. (2017): *Textbook of Global Health*, Oxford y Nueva York, Oxford University Press.

Bohoslavsky, Ernesto y Franco, Marina (2024): *Fantasmas rojos: el anticomunismo en la Argentina del Siglo XX*, San Martín, UNSAM Edita.

Caballero Martínez, María Victoria y Porras Gallo, María Isabel (2023): "El papel de las organizaciones internacionales en la estandarización de los productos biológicos", en M. Velasco Martín, L. Mariño Gutiérrez y M. I. Porras Gallo (coords.), *Estandarización y aplicación de sueros y vacunas en España (1894-2018)*, Madrid, Los Libros de la Catarata, pp. 25-49.

Campins, Mónica y Pfeiffer, Ana (2017): "La industria farmacéutica argentina y su entorno socioeconómico, 1858-2010", *Anuario CEED*, nº 9, pp. 91-133.

Carbonetti, Adrián y Celton, Dora (2007): "La transición epidemiológica", en S. Torrado (comp.), *Población y bienestar en la Argentina del primero al segundo centenario. Una historia social del siglo XX*, Buenos Aires, Edhasa, pp. 369-398.

Cornejo, Santiago *et al.* (2023): "El Fondo Rotatorio para el acceso a las vacunas de la Organización Panamericana de la Salud: 43 años respondiendo al programa regional de inmunizaciones", *Revista Panamericana de la Salud Pública*, nº 47, p. 50.

Cueto, Marcos (2007): *Cold war, deadly fevers. Malaria eradication in Mexico 1955-1975*, Washington y Baltimore, Woodrow Wilson Center Press and The Johns Hopkins University Press.

Cueto, Marcos y Palmer, Steven (2016): *Medicina e saúde pública na América Latina. Uma historia*, Río de Janeiro, Fiocruz.

Delgado García, Gregorio; Estrella, Eduardo y Navarro, Judith (1999): "El Código Sanitario Panamericano: hacia una política de salud continental", *Revista Panamericana de Salud Pública*, vol. 6, nº 5, pp. 350-361.

Esposto, Lucía y Zabala, Juan Pablo (2010): "La política exterior peronista (1946-1955)", en A. Simonoff (comp.), *Argentina y el mundo frente al Bicentenario de la Revolución de Mayo. Las relaciones exteriores argentinas desde la secesión de España hasta la actualidad*, La Plata, Editorial de la Universidad de La Plata, pp. 131-185.

Fenner, Frank (2011): "Smallpox Eradication: The Vindication of Jenner's Prophesy", en S. A. Plotkin (ed.), *History of Vaccine Development*, Nueva York, Dordrecht, Heidelberg y Londres, Springer, pp. 27-32.

Fenner, Frank *et al.* (1988): *Smallpox and its Erradication*, Geneve, Ginebra, Word Health Organization.

Gobierno de Argentina (1946): *Plan de Gobierno, 1947-1951. Tomo 1*, Buenos Aires, Secretaría Técnica de la Presidencia de la Nación.

— (1953): *Segundo plan quinquenal*, Buenos Aires, Subsecretaría de Informaciones de la Presidencia de la Nación.

Grushka, Carlos (2014): "Casi un siglo y medio de mortalidad en la Argentina", *Revista Latinoamericana de Población*, vol. 8, nº 15, pp. 93-118.

Hansen, Julio A. (1954): "Vacunación antivariólica", *Revista de Educación Sanitaria*, nº 5-6, pp. 8-9.

Herrero, María Belén y Belardo, Marcela (2021): "Diplomacia sanitaria y geopolítica: la guerra mundial por las vacunas", *Revista Debate Público. Reflexión de Trabajo Social*, nº 11, pp. 51-63.

Hochman, Gilberto (2009): "Priority, Invisibility and Eradication: The History of Smallpox and the Brazilian Public Health Agenda", *Medical History. An International Journal for the History of Medicine and Related Sciences*, nº 53, pp. 229-252.

Homma, Akira; Fabio, José Luis di y Quadros, Ciro de (1998): "Los laboratorios públicos productores de vacunas: el nuevo paradigma", *Revista Panamericana de la Salud Pública*, nº 4, pp. 223-232.

Larguía, Alfredo (1902): *La vacuna en la República Argentina*, tesis doctoral, Buenos Aires, Imprenta y Casa Editora de Agustín Etchepareborda.

Leys Stepan, Nancy (2011): *Erradication. Riddign the Word of Diseases Forever*, Ithaca, Cornell University Press.

Liscia, María Silvia di (2021): "La viruela y las políticas de inmunización en Argentina en el largo plazo", *TOPOI. Revista de Historia*, vol. 22, nº 48, pp. 680-712.

— (2022): "Vacunación y educación. La lucha contra la difteria en Argentina (1880-1950)", *Anuario IEHS*, vol. 37, nº 2, pp. 11-33.

— (2023): "Smallpox and immunization policies in Argentina, from the 19th to the 20th century", *Medical History. An International Journal for the History of Medicine and Related Sciences*, nº 66, pp. 323-338.

Miller, Nicola (2008): "Las potencias mundiales y América Latina desde 1930", en M. Palacios (dir.), *América Latina desde 1930. Historia General de América Latina, VIII*, Barcelona, Ediciones UNESCO-Trotta, pp. 293-318.

Moulin, Anne Marie (1999): "Primeras vacunas, primeras reticencias", *Pour la Science*, pp. 13-15.

Noble, John *et al.* (1969): "El diagnóstico de la viruela por medios de laboratorio en las Américas", *Boletín de la Oficina Sanitaria Panamericana*, vol. 66, nº 6, pp. 531-536.

Olguín, Victorio (1970): *Informe cuatrianual de salud. República Argentina*, Washington D. C., XVIII Conferencia Sanitaria Panamericana.

Osuna, Florencia (2017): "El Ministerio de Bienestar Social entre el onganiato y la última dictadura (1966-1983). Análisis de la estrategia de intervención social del Estado en la historia argentina reciente", *Estudios Sociales del Estado*, vol. 3, nº 6, pp. 41-65.

Pan American Health Organization (PAHO) (1964): "Estado del proceso de erradicación de la viruela en las Américas", Organización Sanitaria Panamericana, XV Reunión Consejo Directivo, Organización Mundial de la Salud, XVI Reunión Comité Regional, https://lc.cx/pbq_vP.

Parrino, Janie y Graham, Barney (2006): "Smallpox vaccines: Past, present, and future", *Journal of Allergy and Clinic Immunology*, vol. 118, nº 6, pp. 1320-1326.

Pfeiffer, Ana y Campins, Mónica (2004): "La producción de medicamentos durante el peronismo y el conflicto con los laboratorios Massone. ¿Problema tecnológico o giro político?", *Ciclos*, vol. XIV, nº 27, pp. 123-151.

Porras Gallo, María Isabel y Báguena, María José (2020): "The role of the World Health Organization country programs in the development of virology in Spain, 1951-1975", *História, Ciências, Saúde-Manguinhos*, vol. 27, nº 1, suplemento, pp. 187-210.

Porras Gallo, María Isabel y Ballester Añón, Rosa (2016): "Luces y sombras de la erradicación de las enfermedades infecciosas: interés historiográfico y reflexión para la salud pública actual", en M. I. Porras Gallo *et al.* (coords.), *La erradicación y el control de las enfermedades infecciosas*, Madrid, Los Libros de la Catarata, pp. 19-38.

Ramacciotti, Karina (2006): "Política y enfermedades en Buenos Aires, 1946-1953", *Asclepio. Revista de la medicina y de la Ciencia*, vol. LVIII, nº 2, pp.115-138.

Reinhardt, Bob (2015): "How Smallpox became a suitable candidate for global eradication", *Journal of the Southerm Association for the History of Medicine and Science*, vol. 1, pp. 171-194.

Rodrigues, Bichat (1975): "OPS. Small pox eradication", *Boletín de la Oficina Sanitaria Panamericana*, año 9, nº 1, pp. 53-65.

Sánchez, Leandro (2010): "Inserción y desarrollo: el Gobierno de Frondizi (1958-1962)", en A. Simonoff (comp.), *Argentina y el mundo frente al Bicentenario de la Revolución de Mayo. Las relaciones exteriores argentinas desde la secesión de España hasta la actualidad*, La Plata, Editorial de la Universidad de La Plata, pp. 203-227.

Segura del Pozo, Javier (2013): *Desigualdades sociales en salud. Conceptos, estudios e intervenciones (1980-2020)*, Bogotá, Universidad Nacional de Colombia.

Simonoff, Alejandro (2010): "La política exterior de Arturo Illia: el krausismo renovado (1963-1966)", en A. Simonoff (comp.), *Argentina y el mundo frente al Bicentenario de la Revolución de Mayo. Las relaciones exteriores argentinas desde la secesión de España hasta la actualidad*, La Plata, Editorial de la Universidad de La Plata, pp. 233-254.

Stoper, Fred (1960): "La erradicación, el control y la prevención de enfermedades trasmisibles", *Boletín de la Oficina Sanitaria Panamericana*, vol. XLIX, nº 2, pp. 121-131.

Tcach, César (2007): "Golpes, proscripciones y partidos políticos", en D. James (dir.), *Violencia, proscripción y autoritarismo. Nueva Historia Argentina*, tomo 9, Buenos Aires, Sudamericana, pp. 17-61.

Tealdi, Juan Carlos (2015): "Problemas bioéticos en la investigación de nuevas vacunas: ¿obedecen a razones de salud pública?", *Salud Colectiva*, vol. 11, nº 1, pp 87-97.

Urribarri, Alberto (1960): "Acotaciones referentes a las vacunaciones más comunes", *Revista de Sanidad Escolar*, vol. IV, nº 8, pp. 1-15.

Velasco Martín, Marta; Mariño Gutiérrez, Lourdes y Porras Gallo, María Isabel (2023): *Estandarización y aplicación de sueros y vacunas en España (1894-2018)*, Madrid, Los Libros de la Catarata.

Veronelli, Juan Carlos y Testa, Analía (2002): *La OPS en Argentina. Crónica de una relación centenaria*, Buenos Aires, Organización Panamericana de la Salud.

Veronelli, Juan Carlos y Veronelli Correch, Magali (2004): *Los orígenes de la salud pública en Argentina. Tomo 2*, Buenos Aires, Organización Panamericana de la Salud.

Vilches, Antonio (1966): "El papel de los laboratorios de salud en el diagnóstico de las enfermedades venéreas", *Boletín de la Oficina Sanitaria Panamericana*, vol. 60, nº 4, pp. 328-334.

OTRAS FUENTES

"Acuerdo sanitario entre Argentina y Chile" (1949): *Boletín de la Oficina Sanitaria Panamericana*, vol. 28, nº 5, pp. 447-452.

"Acuerdo sanitario entre Argentina, Bolivia y Paraguay" (1948): *Boletín de la Oficina Sanitaria Panamericana*, vol. 27, nº 6, pp. 507-512.

Annual Report of the Director of the Pan American Sanitary Bureau Regional Office of the World Health Organization, 1970 (1971): Washington D. C., Pan American Health Organization-Pan American Sanitary Bureau, Regional Office of the World Health Organization.

"Armour Research Foundation In The Mid-20th Century" (s. f.), https://lc.cx/MBDyur.

"Campaña contra la viruela" (1953): Organización Sanitaria Panamericana, VII Reunión Consejo Directivo, Organización Mundial de la Salud, V Reunión, https://lc.cx/TqcaD1.

"Con la aplicación a domicilio de vacunas, empezó la campaña provincial de acción contra la viruela" (1960): *El Litoral*, 27 de octubre, p. 4.

"Erradicación de la viruela en las Américas" (1955): *Boletín de la Oficina Sanitaria Panamericana*, vol. 38, nº 2, pp. 168-169.

"Erradicación de la viruela" (1970): XVIII Conferencia Sanitaria Panamericana-XXII Reunión del Comité Regional, Washington D. C., https://lc.cx/TFAmKH.

"Erradicación de la viruela" (1971): Organización Panamericana de la Salud, XX Reunión Consejo Directivo, Organización Mundial de la Salud, Washington D. C., https://lc.cx/txo_mP.

"Erradicación de la viruela" (1980): *Boletín de la Oficina Sanitaria Panamericana*, vol. 1, nº 4, pp. 4-5.

"Estado de la erradicación de la viruela en las Américas" (1959): Organización Sanitaria Panamericana, XI Reunión Consejo Directivo, Organización Mundial de la Salud, Washington D. C., https://lc.cx/Lmg_Py.

"Estado de la erradicación de la viruela en las Américas" (1960): Organización Sanitaria Panamericana, XII Reunión Consejo Directivo, Organización Mundial de la Salud, XII Reunión. La Habana, https://lc.cx/gWnH5n.

"Estado de la erradicación de la viruela en las Américas" (1967): Organización Panamericana de la Salud, XVII Reunión Consejo Directivo, Organización Mundial de la Salud, XIX Reunión, Trinidad y Tobago, https://lc.cx/sApUzz.

"Importante plan de vacunación desarrollarán en la Provincia" (1969): *El Litoral*. 19 de abril, p. 4, https://lc.cx/1kJ6V_.

Informe anual del director de la Oficina Sanitaria Panamericana-Oficina Regional de la Organización Mundial de la Salud 1967 (1968): Washington D. C., Organización Panamericana de la Salud.

"Informe sobre el estado de la erradicación de la viruela en las Américas" (1962): Organización Sanitaria Panamericana, XVI Conferencia Sanitaria Panamericana, Organización Mundial de la Salud, XIV Reunión Comité Regional, Minneapolis, https://lc.cx/iQ3oB2.

"Informe sobre las actividades de salud desarrolladas de conformidad con la Carta de Punta del Este y proyecciones futuras" (1962): Organización Sanitaria Panamericana, XVI Conferencia Sanitaria Panamericana, Organización Mundial de la Salud, XIV Reunión Comité Regional, https://lc.cx/xDlp8i.

Las condiciones de salud en las Américas. Preparado para la XVII Conferencia Sanitaria Panamericana (1966): Washington D. C., Organización Panamericana de la Salud-Oficina Sanitaria Panamericana-Oficina Regional de la Organización Mundial de la Salud.

"Ley nº 17.560. Centro Latinoamericano de Administración Médica" (1967): Poder Ejecutivo Nacional (P. E. N.), https://lc.cx/hdykc3.

"Ley de Salud Pública nº 15.465" (1960): Honorable Congreso de la Nación, 28-10-1960, https://lc.cx/Arbg4o.

"Oficinas de zona de la Oficina Sanitaria Panamericana. Zona VI, Buenos Aires (Argentina)" (1954): *Boletín de la Oficina Sanitaria Panamericana*, vol. 36, nº 5, pp. 523-531.

"Programa de vacunación" (1976): *El Litoral*, 21 de septiembre, p. 3.

"Viruela, amenaza constante" (1965): *Revista de Sanidad Escolar*, año IX, vol. 27, pp. 29-30.

CAPÍTULO 8

EL IMPACTO DE LA FORMACIÓN EUROPEA DE LOS MÉDICOS ESPAÑOLES EN LA ATENCIÓN A LA INFANCIA CON POLIOMIELITIS*

MARÍA ISABEL PORRAS GALLO, LOURDES MARIÑO GUTIÉRREZ
Y MARTA VELASCO MARTÍN

1. INTRODUCCIÓN

Las estancias y los viajes europeos de investigación de los médicos y científicos españoles han sido una importante vía de especialización que han permitido la renovación y la modernización de la ciencia y la medicina en nuestro país desde el siglo XVIII hasta nuestros días. Este instrumento ha desempeñado y sigue desempeñando un papel relevante en la circulación de los conocimientos científico-sanitarios, de las prácticas asociadas a ellos, de los objetos, de los modelos institucionales y de las personas entre países, si bien esta circulación es entendida actualmente más allá del marco del binomio centro-periferia y del modelo difusionista, considerando otras aportaciones, entre ellas las del programa de investigación del grupo internacional Science and Technology in the European Periphery[1]. Se admiten las transformaciones de los conocimientos, las prácticas, los modelos institucionales y los objetos al ser apropiados por los científicos receptores (García Belmar y Bertomeu Sánchez, 2001; Pyenson, 2006; Gavroglu *et al.*, 2008). A lo largo de estas más de dos centurias que han

* Esta investigación forma parte del Proyecto referencia PID2019-108813GB-I00 financiado por MCIN/AEI/10.13039/501100011033/ y por FEDER Una manera de hacer Europa.

1. Grupo constituido en 1999 en Barcelona (García Belmar y Bertomeu Sánchez, 2001).

transcurrido, los contextos, los programas, las vías de financiación utilizadas, las oportunidades de mejora y transformación en el lugar de origen de quienes efectuaron las estancias han sido diferentes. Sin embargo, el valor de estos medios para facilitar el intercambio científico y la renovación científico-sanitaria se mantiene, siempre que existan unas mínimas condiciones para su desarrollo y viabilidad fuera y dentro de los países de origen. De ahí la importancia de las políticas científicas y de la voluntad decidida de los Gobiernos en apoyarlas.

El cierre científico, cultural y religioso al exterior decretado por el rey Felipe II (1527-1598) y la falta de adaptación de las universidades españolas al desarrollo científico alcanzado posteriormente se ha relacionado con una decadencia de la ciencia en España manifiesta y que preocupó en el siglo XVIII. En esa centuria, en el marco del impacto de la Ilustración, los monarcas reinantes trataron de corregir la situación mediante la adopción de un conjunto de medidas de política científica. Entre ellas, cabe citar la revisión de los planes de estudio universitarios y otras reformas emprendidas en las universidades para combatir sus principales deficiencias, la creación de nuevas instituciones y la dotación de fondos para la contratación de figuras relevantes de la ciencia europea con el objetivo de renovar la formación y la práctica científica en España. Además, mediante el establecimiento de programas de becas, se impulsaron los viajes de estudio a Europa, que se convirtieron en una vía privilegiada de renovación científica y de actualización de los científicos españoles (Vernet Ginés, 1975).

El 4 de julio de 1718, Felipe V (1683-1746) aprobó el primer decreto para que sus súbditos pudieran estudiar en el extranjero. El éxito de este programa fue escaso en la primera mitad del siglo XVIII, pero en su segunda mitad los viajes de estudio llegaron a ser una práctica común, que tuvo diferentes vías de financiación: el Estado, la nobleza, los municipios, los propios pensionados y las nuevas instituciones y sociedades ilustradas, como la que el asturiano Gaspar Melchor de Jovellanos (1744-1811) creó en Oviedo. Las estancias en los centros científicos punteros se constituyeron en una práctica obligada para la mejora de la formación teórica y práctica en todas las ciencias, incluida la medicina. Sin embargo, los distintos contextos de las últimas décadas del siglo XVIII y de las primeras decimonónicas marcaron sustancialmente las posibilidades de retorno de los pensionados y el aprovechamiento de la especialización alcanzada. El médico y químico Mateo Orfila (1787-1853) constituye un buen ejemplo. Fue beneficiario de una beca otorgada por la Real Junta de Comercio en 1807, que le permitió viajar a París, pero la invasión francesa de nuestro país y el inicio de la guerra impactaron en su estancia, como en la de otros pensionados, que dejaron de cobrar sus salarios (Bertomeu Sánchez, 1996). Finalizada la contienda, Orfila decidió permanecer en la capital francesa, donde amplió su formación como químico, obtuvo el título de doctor en Medicina en 1811 y se convirtió en decano de la Facultad de Medicina de París (Bertomeu Sánchez, 1996; Bertomeu Sánchez y García Belmar, 2000; García Belmar y Bertomeu Sánchez, 2001).

Su caso refleja la aparente escasa rentabilidad de este tipo de programas en esa coyuntura bélica, que tampoco fue mucho mayor para quienes optaron por volver al finalizar la guerra por ser apartados de sus cargos, como ocurrió por ejemplo con el químico Domingo García Fernández (García Belmar y Bertomeu Sánchez, 2001). La escasa rentabilidad de los programas de becas dependió igualmente del peso de la inversión económica para la renovación científica española, del mantenimiento de una burocracia excesiva que demoraba la concesión y el pago de las becas, pero también de una falta de inversión continuada para la construcción y el mantenimiento de las nuevas instituciones y laboratorios científicos, así como de los cambios continuos de planes de estudio para hacer y, a veces, deshacer las supuestas mejoras en buena parte del siglo XIX.

Esta situación, presente aún al inicio del siglo XX, trató de ser modificada con nuevas estrategias nacionales e internacionales desplegadas en nuevos contextos políticos con el apoyo de las nuevas organizaciones surgidas para promover y mejorar el desarrollo científico-sanitario, que privilegiaron igualmente los viajes científicos y las pensiones como vía regia para lograr esas mejoras.

Por lo tanto, debemos tener en cuenta esta tradición expuesta brevemente al interpretar el papel que tuvieron a nivel internacional la Fundación Rockefeller, el Comité de Higiene de la Sociedad de Naciones y la OMS; y, a nivel nacional, la Junta para la Ampliación de Estudios e Investigaciones Científicas (JAE), que desde su fundación en 1907 fue la "primera iniciativa estatal de promoción de la investigación en la España contemporánea" fuera de la universidad[2], el Consejo Superior de Investigaciones Científicas (CSIC), creado en 1939 durante la dictadura franquista con un fin similar, y los programas de becas otorgados por la Junta de Relaciones Culturales del Ministerio de Asuntos Exteriores[3].

En este escenario situamos el contenido de este capítulo, que persigue mostrar cómo se desplazaron las personas, los conocimientos y los objetos, lo complejo e importante que es el proceso de adopción y adaptación de medidas para hacer frente a los problemas científicos y sanitarios en un país determinado y el papel crucial que desempeñan en él los intercambios de investigadores, médicos y personal de enfermería financiados mediante programas de ayudas nacionales e internacionales que costean la formación y la investigación, pero también las visitas de evaluación de la situación de los países que van a recibir las ayudas técnicas de los organismos internacionales. Es nuestro interés también destacar la importancia que poseen las relaciones institucionales, científicas y económicas establecidas entre los países al participar en esos programas de intercambio. Con tales objetivos, en las próximas páginas nos centraremos en el análisis del proceso de creación del Servicio Nacional de Poliomielitis para atender a los niños y las niñas afectadas por la poliomielitis en las décadas de 1950 y 1960, cuando la morbimortalidad por esa enfermedad aumentó significativamente en España.

2. La JAE tenía dos objetivos principales: el establecimiento de una red de centros nacionales de investigación y la internacionalización de la ciencia española mediante un sistema de pensiones en centros extranjeros (Sánchez Ron, 1988).
3. La Oficina de Relaciones Culturales, creada en 1921, fue el antecedente de la Junta de Relaciones Culturales, que en 1945 fue sustituida por la Dirección General de Relaciones Culturales, quizás en un intento de reproducir el modelo francés de la Direction Générale des Relations Culturelles (Delgado Gómez-Escalonilla, 2007).

Existe una abundante literatura sobre el papel desempeñado por la JAE y sus pensiones con una mirada de conjunto[4], pero también considerando su labor en el desarrollo global de las ciencias naturales (Otero Carvajal y López Sánchez, 2012) y de las ciencias biomédicas (Baratas Díaz, 1997), y más específicamente en el desenvolvimiento de algunas instituciones y disciplinas científico-médicas (genética, biología, fisiología, anatomía, embriología, pediatría...)[5]. Igualmente, han sido estudiadas la labor de la Fundación Rockefeller[6], de la Sociedad de Naciones[7], de la OMS y de sus programas de becas[8]. Sin embargo, consideramos necesario ampliar el estudio de casos, particularmente para arrojar luz sobre "cómo se movía el conocimiento" (Kriege, 2019) de las fronteras internacionales a las nacionales a través de los viajes de investigación al extranjero de destacados científicos de cada país y cómo la colaboración transnacional repercutía en la política sanitaria nacional (Barona, 2019). En esta línea, el presente capítulo se centrará en recorrer las trayectorias de los médicos y personal de enfermería implicados en el establecimiento del Servicio Nacional de Poliomielitis, creado en uno de los pabellones del Hospital Nacional de Enfermedades Infecciosas (Madrid) en 1958, y analizar el impacto de las becas de la JAE y de sus visitas a hospitales extranjeros y su participación en redes transnacionales en la atención prestada a los niños con poliomielitis.

Recordemos brevemente que el Hospital Nacional de Enfermedades Infecciosas, también conocido como Hospital del Rey, había sido una de las demandas efectuadas en los primeros años del siglo XX para luchar contra los procesos infecciosos más acorde con los cambios registrados en el abordaje de esas patologías y

4. Sánchez Ron (1988), Puig-Samper Mulero (2007) y Sánchez Ron y García Velasco (2010).
5. Baratas Díaz (1990 y 2007), Álvarez Peláez (2007) y Velasco Morgado (2010, 2011, 2016 y 2019).
6. Rodríguez Ocaña (2000), Barona y Bernabeu (2008) y Barona (2015). Otra aportación sobre el papel de esta organización es el capítulo tres de este volumen.
7. Borowi (2009), Galiana-Sánchez (2017) y Barona Vilar (2021).
8. Ballester, Porras Gallo y Báguena Cervellera (2015), Ballester (2016 y 2019), González Hernández *et al.* (2018), Porras Gallo y Báguena Cervellera (2020a y 2020b) y Rodríguez Ocaña (2017a y 2017b).

para contribuir a la modernización sanitaria en nuestro país. Esta demanda alcanzó mayor protagonismo durante la pandemia de gripe de 1918-1919, cuando se dotaron los terrenos del municipio madrileño de Chamartín de la Rosa (Porras Gallo, 1993 y 1994). El proyecto de este hospital por pabellones, siguiendo los modelos europeos, fue desarrollado en 1913 por el arquitecto Ricardo García y Guereta (1861-1936) con el asesoramiento médico de Francisco Tello (1880-1958). Aunque desde 1919 se disponía del espacio para albergarlo, no se inauguró hasta 1925 y sin haberse completado la obra prevista. De los 17 pabellones que se proyectaron en 1913, se contaba tan solo con dos en el momento de su inauguración. Su director fue, desde 1924, Manuel Tapia Martínez (1895-1971), que había realizado estancias de investigación en el Instituto Serológico de Copenhague y en el de Fráncfort en 1923. En mayo de 1926, este médico obtuvo también una beca de la Fundación Rockefeller para trabajar durante un año en el Instituto Rockefeller y en los hospitales de enfermedades infecciosas de Boston y de Nueva York (Porras Gallo, s. f.).

La construcción y puesta en marcha del Hospital del Rey estuvo muy influida no solo por la situación económica, sino también por el contexto político. De hecho, en 1922, Gregorio Marañón (1887-1960) fue nombrado primer director del hospital, pero dimitió por razones políticas. No se dispuso del tercer pabellón hasta 1929 y la construcción del resto de pabellones prosiguió después de la Guerra Civil. El Hospital del Rey tuvo un papel destacado en la atención a personas con poliomielitis durante la epidemia registrada en 1929 en Madrid y algunas localidades de las actuales Castilla-La Mancha y Castilla y León (Porras Gallo y Báguena Cervellera, 2013a; Porras Gallo, 2021).

Nuestra exposición mostrará seguidamente cómo la poliomielitis alcanzó carácter epidémico tras la guerra civil española para posteriormente centrarnos en poner de relieve cuál fue el papel que desempeñaron los viajes y las estancias científicas europeas en la configuración y desarrollo del Servicio Nacional de Poliomielitis en el Hospital Nacional de Enfermedades Infecciosas al final de la década de 1950.

2. LA POLIOMIELITIS ALCANZÓ CARÁCTER EPIDÉMICO EN ESPAÑA TRAS LA GUERRA CIVIL ESPAÑOLA

Como hemos señalado en trabajos anteriores, la poliomielitis pasó de tener un carácter endémico a otro epidémico desde finales del siglo XIX y durante las primeras décadas del XX primeramente en los países nórdicos, Canadá y Estados Unidos para posteriormente ir produciéndose esta transformación en los países europeos del sur (Smallman-Raynor y Cliff, 2006; Porras Gallo y Ayarzagüena Sanz, 2013). En España, se registraron algunas epidemias con anterioridad a la Guerra Civil, donde destacó la ocurrida en 1929 en Madrid y algunas localidades que formaban parte de las actuales Castilla-La Mancha y Castilla y León (Martínez Navarro *et al.*, 2004; De las Heras Salord, Porras Gallo y Báguena Cervellera, 2013a). Tras la contienda bélica se registró un incremento significativo del número de casos por esta enfermedad desde la década de 1940 hasta alcanzar una presentación epidémica a finales de la siguiente década y principios de la de 1960, aunque las tasas de morbilidad fueran inferiores a las existentes en otros países europeos y Estados Unidos (Porras y Caballero, 2021). Esta situación se modificó tras la instauración de la primera campaña nacional de vacunación a finales de 1963, cuando se administró la primera dosis de la vacuna oral de Albert Sabin, que fue seguida de la aplicación de la segunda dosis en la primavera de 1964. Esta demora en el inicio de la inmunización nacional gratuita contra la poliomielitis en España, con respecto a otros países donde comenzó a partir de 1955, estuvo relacionada, por un lado, con la resistencia del régimen franquista a admitir la existencia de la enfermedad en nuestro país, que no reconoció hasta 1958, y, por otro lado, con el retraso científico existente y la falta de voluntad política para corregir la situación (Porras Gallo y Báguena Cervellera, 2013b; Porras y Caballero, 2021).

Las formas paralíticas de la poliomielitis, que constituyen una presentación minoritaria de la enfermedad, desataron el miedo y la preocupación entre la población infantil, que fue la principal afectada. El pánico fue sentido también por sus padres ante la imposibilidad de acceder a la vacuna inactivada inyectable contra la poliomielitis, que había sido preparada en el laboratorio estadounidense de Jonas Salk y comenzó a administrarse masivamente en 1955 en Estados Unidos y otros países (incluidos algunos europeos) (Porras y Caballero, 2021). España no siguió esos ejemplos y demoró la aplicación de la vacuna Salk hasta diciembre de 1957, aunque se haría en muy pequeñas cantidades y era gratuita únicamente para los pobres de solemnidad, mientras que el resto debía pagarla en mayor o menor medida (Rodríguez Sánchez y Seco Calvo, 2009).

La atención sanitaria de quienes enfermaban de polio después de la Guerra Civil fue asumida por instituciones hospitalarias y asilares que poseían experiencia en el tratamiento de otras enfermedades osteomusculares (tuberculosis, raquitismo...) y que se habían ocupado de los casos esporádicos de poliomielitis registrados antes de la contienda. Entre ellas, cabe mencionar el Hospital Nacional de Enfermedades Infecciosas (Hospital del Rey) en Madrid, el Hospital de la Malvarrosa en Valencia, algunos hospitales de la Cruz Roja (Madrid, Valencia, Barcelona) y otros gestionados por órdenes religiosas ubicados en distintas ciudades españolas (Porras Gallo y Báguena Cervellera, 2013b).

Sin embargo, estas medidas eran insuficientes para atender al número creciente de personas afectadas por la poliomielitis y su forma paralítica. En un intento más teórico que real de responder a la demanda asistencial que se precisaba, se aprobaron algunas disposiciones legislativas. Una de ellas fue el decreto del 4 de agosto de 1947 que disponía la creación de cuatro centros de lucha contra la poliomielitis, que se ubicarían en Madrid, Barcelona, Santander y Sevilla, y que estarían diseñados, en cierta medida, según el modelo asistencial estadounidense[9]. En nuestro país, este modelo había sido planteado un año antes, en 1946, por el neurólogo y neurocirujano asturiano José María Izquierdo Rubin (1918-1956) en un trabajo por el que obtuvo el Premio Nacional de Medicina en 1947 (Izquierdo Rubín, 1947). Este médico estaba

9. *BOE*, 14 de agosto de 1947, nº 226, pp. 4564-4565.

bien conectado con el mundo estadounidense a través de su suegro y había logrado una formación especializada en neurología y neurocirugía en distintos puntos de nuestro país (Madrid, Barcelona) y mediante sus estancias europeas en Zúrich y París (Álvarez Sierra, 1961; Cabal González, 1976). Las funciones de estos centros debían cubrir numerosos aspectos, que iban desde la hospitalización de personas enfermas y la organización de los medios de tratamiento hasta la realización de tareas formativas, como la enseñanza epidemiológica y clínica para los profesionales de la medicina y la formación de enfermeras y personal auxiliar, pero también labores divulgativas sobre la poliomielitis y de propaganda de la lucha contra la enfermedad. Aunque el número de casos de polio siguió aumentando, las medidas incluidas en este decreto no llegaron a materializarse.

Nuevas medidas se adoptaron tras la importante epidemia registrada en 1950 (Pérez Gallardo, 1950), como la aprobación del decreto de 23 de marzo de 1951[10], que establecía la creación de un servicio antipoliomielítico en un pabellón del Hospital Infantil del Niño Jesús de Madrid, que dependería de la Dirección General de Sanidad[11]. Este servicio, que planteaba una atención sanitaria para pacientes externos y hospitalizados, que combinaba la virología (con un virólogo de la Escuela Nacional de Sanidad), la ortopedia y los cuidados asistenciales (incluidos probablemente los fisioterápicos) con un peso importante de las enfermeras[12], no estuvo acabado hasta finales de la década de 1950 (Dirección General de Sanidad, 1959a y 1959b), coincidiendo con las tasas de morbilidad más elevadas, cuando se superaron los 2.000 casos de polio. Este modelo no se reprodujo en otras provincias con casos de poliomielitis, aunque así lo proponía el citado decreto.

10. *BOE*, 25 de abril de 1951, nº 115, p. 1879.
11. Este servicio requeriría una investigación futura.
12. Las enfermeras procederían tanto del hospital como de la Dirección General de Sanidad (*BOE*, 25 de abril de 1951, nº 115, p. 1879).

3. PAPEL DE LOS VIAJES Y ESTANCIAS CIENTÍFICAS FORÁNEAS EN LA CONFIGURACIÓN Y DESARROLLO DEL SERVICIO NACIONAL DE POLIOMIELITIS

Otra iniciativa asistencial que se planteó para hacer frente al número creciente de casos de polio en España fue el establecimiento de un Servicio Nacional de Poliomielitis en el Hospital Nacional de Enfermedades Infecciosas. Aunque comenzó a discutirse en 1955-1956, su creación se demoró hasta 1958 y su inauguración oficial tuvo lugar en 1960. Juan Torres Gost (1900-1979), médico del citado hospital desde su inauguración en 1925 y director del centro desde finales de 1955, fue el encargado de diseñar este nuevo servicio en un contexto internacional marcado por la relevancia que alcanzaban los estudios sobre el papel de la medicina física, el tratamiento ortopédico y, sobre todo, la rehabilitación de quienes padecían la forma paralítica de la poliomielitis.

Este interés se puede detectar entre algunas aportaciones efectuadas en la III Conferencia Internacional sobre la Poliomielitis, celebrada en Roma en 1954, particularmente entre las procedentes de Estados Unidos y los países nórdicos (Porras, Báguena y Ballester, 2010). Cobró mayor protagonismo en el IV Simposio de la Asociación Europea contra la Poliomielitis (AEP), que tuvo lugar en Bolonia en septiembre de 1956. Más de la mitad de los trabajos presentados en este simposio se ocuparon de la reeducación de la marcha y, por primera vez, se destinó una sección completa a lo referente a la organización general de los centros de reeducación, en la que se expusieron experiencias suecas, suizas, polacas, checoslovacas, francesas e italianas y se señalaron las características de algunos de los centros europeos más relevantes como el de Garches (Francia) y los de Milán, Bolonia y Turín (AEP, 1957). Poco después, en 1958, la OMS prestó también atención a la rehabilitación médica, elaborando ese mismo año el primer informe técnico (Ballester, Porras y Báguena, 2015: 929).

La labor desempeñada por Torres Gost en el diseño del Servicio Nacional de Poliomielitis se debe insertar también en una tradición científica marcada por haberse beneficiado de una pensión de la JAE, otorgada el 17 de noviembre de 1928[13], que le permitió realizar una estancia de algo más de un año (desde diciembre de 1928 hasta abril de 1930) en varios centros y servicios médicos de Alemania. Su objetivo inicial era estudiar los cambios metabólicos ligados a algunas enfermedades infecciosas, como la fiebre tifoidea, pero aprovechó también su estancia para mejorar sus conocimientos sobre la tuberculosis y otras enfermedades infecciosas de la mano de figuras relevantes de la medicina alemana como los profesores Werner Schultz (1878-1944)[14], Hellmuth Ulrici (1874-1950)[15], Wilhem His (1863-1934)[16] y Gustav von Bergmann (1878-1955)[17]. Como les sucedió a otras personas pensionadas por la JAE, amplió su especialización hacia otros campos no previstos inicialmente para su estancia (Santesmases, 2007), interesándose especialmente por el papel del laboratorio y de la radiología en el estudio de la patología infecciosa. Se ha sugerido que Torres Gost se había especializado en poliomielitis durante la epidemia de 1929, que hemos comentado (Álvarez Sierra, 1964: 66). Sin embargo, la documentación del archivo de la JAE, en las memorias mensuales de la beca que presentó, no lo reflejan, pues no se alude en ellas a una especialización en polio[18].

El bagaje científico-sanitario que Torres Gost obtuvo mediante la pensión de la JAE, el espíritu de ese programa científico y las relaciones que estableció con varios profesionales de la medicina alemana lo ayudaron a diseñar varias décadas después el Servicio

13. *BOE*, 21 de noviembre de 1928.
14. Cuando Torres Gost estuvo en la Westend Krankenhaus de Berlín, Werner Schultz dirigía el Servicio de Enfermedades Infecciosas de dicho centro.
15. Hellmuth Ulrici era el director del sanatorio para diagnóstico y tratamiento de pacientes con tuberculosis, denominado Tuberkulosekrankenhaus Waldhaus Charlottenburg de Somerfeld Osthaveland, localidad cercana a Berlín.
16. Este médico internista y anatomista de origen suizo, pero afincado en Alemania, dirigió el primer servicio clínico del hospital berlinés de la Charité, ocupó la Cátedra de Medicina Interna de la Universidad de Berlín y fue rector de dicha universidad desde 1928 hasta su jubilación en 1932 (Fresquet, 2014).
17. Gustav von Bergmann era médico internista, muy interesado también por la fisiología y uno de los fundadores de la medicina psicosomática. Se doctoró en Estrasburgo y trabajó como médico internista en hospitales de varias localidades alemanas, entre ellos el de la Charité de Berlín, cuando Torres Gost visitó dicho hospital.
18. Juan Torres Gost, ficha personal, carpeta nº 1938, archivo documental de la JAE.

Nacional de Poliomielitis del Hospital del Rey. Esta iniciativa se benefició también del peso alcanzado por las terapias físicas y la rehabilitación en las organizaciones sanitarias internacionales y en sus reuniones científicas periódicas, que permitieron la circulación del conocimiento, las prácticas, los modelos y el personal, como hemos indicado ya. Además, el trabajo de Torres Gost se llevó a cabo paralelamente a la puesta en marcha y desarrollo del Plan España-23 de ayuda técnica de la OMS para implementar un programa nacional de rehabilitación en nuestro país con el fin de superar las importantes carencias existentes, que se estaban poniendo de manifiesto de modo más claro con los numerosos casos de poliomielitis. En este contexto, en la primavera de 1956, España empezó a recibir las visitas de los consultores y expertos de la OMS para atender la solicitud del Gobierno español y evaluar las condiciones en las que se encontraban los servicios de fisioterapia y rehabilitación y recomendar las acciones que se debían tomar (Águila Maturana, 2000: 135; Ballester, Porras y Báguena, 2015). Los informes elaborados por estos expertos internacionales entre 1956 y 1973 dieron cuenta de las importantes deficiencias existentes para prestar este tipo de atención médica, muy particularmente para ocuparse de la rehabilitación de la población infantil. Al mismo tiempo, señalaron la dependencia científico-sanitaria internacional de los conocimientos y prácticas circulantes para ir mejorando nuestra capacidad asistencial especializada.

En este contexto, Torres Gost visitó varias instituciones europeas que contaban con experiencia en la asistencia de personas con polio o con patologías acompañadas de parálisis para seleccionar aquello que podía ser aplicable en el Servicio Nacional de Poliomielitis mediante las adaptaciones necesarias. Cada uno de los destinos seleccionados resultó de utilidad para los fines que perseguía Torres Gost. Los servicios visitados en Inglaterra le ofrecieron información de interés sobre el abordaje de las parálisis flácidas y espásticas, mientras que los centros de los países escandinavos lo hicieron sobre la parálisis respiratoria. En París obtuvo una visión de conjunto de lo que debía ser un servicio de poliomielitis en el Centro de Garches y en el Hôpital des Enfants

Malades, que complementó con lo aportado por los servicios de poliomielitis de Múnich y Bolonia (Torres Gost, 1975: 134).

El Servicio Nacional de Poliomielitis se alojó finalmente en el pabellón 3 del Hospital del Rey después de efectuar una importante transformación de sus espacios para que pudiera responder mejor a la problemática planteada por la poliomielitis. Las obras se iniciaron en 1956, pero se prolongaron durante casi cuatro años debido a la falta de fondos destinados a la sanidad nacional y a la crisis política habida. En 1959, se empezaron a recibir a las primeras personas afectadas por la polio, aunque su inauguración oficial no sucedió hasta 1960. Entre las modificaciones efectuadas en el pabellón 3 cabe señalar las llevadas a cabo en las habitaciones antiguas. Cada una de ellas se dividió en dos (para albergar ocho camas o cunas cada una), que se separaron por un tabique que tenía la parte superior de cristal para facilitar la vigilancia de los niños[19]. En el piso superior se construyó un quirófano y una sala de reconocimiento y en el sótano se ubicaron los gimnasios. El servicio fue dotado de un equipo profesional multidisciplinar, integrado por un médico rehabilitador, un psiquiatra infantil, un médico ortopeda rehabilitador, un neurólogo y 14 fisioterapeutas, y contó igualmente con el apoyo del director clínico, el radiólogo, el cardiólogo del hospital y demás personal del centro.

Se buscó a profesionales relevantes como el neurólogo Alberto Rábano Navas (1923-1975)[20], modernizador de la neurología clínica, que montó el Servicio de Neurología; el cirujano infantil osteoarticular Jacinto Truchuelo Negrete[21], jefe del Servicio de

19. El pabellón contaba con seis habitaciones en cada planta, todas con baño individual. Las camas contaban con un arco metálico para evitar la presión de las ropas y la posible deformación de los miembros (Torres Gost, 1975: 134).

20. Licenciado en Medicina en 1948, adquirió formación psiquiátrica durante cuatro años, en el Servicio de Neuropsiquiatría de hombres, del Hospital Provincial, que dirigía Gonzalo Rodríguez Lafora. Completó su formación en Neurofisiología Clínica en el Departamento de EEG del Instituto de Investigaciones Médicas, que dirigía Carlos Jiménez-Díaz. Esta especialización con estas figuras tan destacadas permite explicar el relevante papel que desempeñó en la modernización de las disciplinas neurológicas clínicas en nuestro país (Fundación Romanillos, s. f.).

21. Una vez al mes, este cirujano se desplazaba a Santander y colaboraba con Víctor Meana en la realización de cirugías en el centro marítimo de Pedrosa y en el sanatorio de Santa Clotilde.

Cirugía del Hospital Infantil de San Rafael, que organizó el Servicio de Cirugía Ortopédica, y el psiquiatra infantil Diego Gutiérrez, procedente del personal repatriado de Marruecos. A ellos se sumaron algunos becarios que se formarían más tarde como cirujanos ortopédicos y rehabilitadores con la ayuda de sus estancias europeas. Dos de ellos, colaboradores de Truchuelo, fueron José Salvia, que mejoró su formación como cirujano ortopédico y rehabilitador con la ayuda de una pensión del propio Hospital del Rey para efectuar una estancia en el Centro de Garches (París) y el médico rehabilitador Ignacio Cisneros Gómez[22], que realizó una estancia de dos años (1966-1968) en la clínica ortopédica Orthopädische Klinik de un *Krüppelheim*, un albergue de lisiados y deformes, y en la Casa de Vicente (Vinzenzheim), que pertenecía a la Sociedad de San José (Josefsgesellschaft) con sede y hospital en Colonia (Cisneros, 2002).

Una pieza clave del Servicio Nacional Antipoliomielítico del Hospital del Rey fueron las y los fisioterapeutas, profesionales que surgieron en España en buena medida ante las necesidades impuestas por los numerosos casos de poliomielitis a mediados del siglo pasado (Toledo Marhuenda, 2013). El servicio contó inicialmente con 11 fisioterapeutas. María Josefa Quílez, Isabel Cuesta, Rosario Amici, Antonia Alonso, María Gutiérrez, María del Carmen Arribas y Berna de la Fuente fueron las primeras tituladas que se incorporaron. A ellas las siguieron los fisioterapeutas Eduardo Barrón, Manuel Correa y Félix Siloni y algunas religiosas también con el título de fisioterapeutas (Torres Gost, 1975: 141). No hemos podido obtener apenas información sobre estos profesionales, excepto que el Servicio Nacional de Poliomielitis recibió la primera promoción de los fisioterapeutas formados en la Escuela de Fisioterapia, que estaba adscrita a la cátedra del profesor Martín Lagos del Hospital de San Carlos (Madrid), que se creó en 1958. Ahora bien, era bastante difícil mantener un número suficiente de fisioterapeutas por la gran demanda existente en los nuevos centros y servicios habilitados por el seguro obligatorio de

22. Esta información se ha obtenido por fuentes orales.

enfermedad establecido a partir de 1944 (y luego de la Seguridad Social), que ofrecían mejores condiciones, y, en el caso de las mujeres, por casarse (Torres Gost, 1975: 141).

El desarrollo de un número importante de nuevos servicios de rehabilitación en España entre 1957 y 1959 fue constatado también por algunos de los expertos de la OMS que nos visitaron, aunque también señalaron la improvisación que rodeó la apertura de algunos de ellos (Safford y Janson, 1959: 14-19). Esta premura puede explicarse por el elevado número de casos de polio que se registraron en esos años, pero también por la presión internacional efectuada sobre todo cuando el V Simposio de la Asociación Europea contra la Poliomielitis se iba a celebrar en Madrid en 1958 y era preciso mostrar que se estaba actuando para hacer frente al problema de la poliomielitis. De hecho, en la IV Conferencia Internacional sobre Poliomielitis, celebrada en 1957, asistió por primera vez una delegación oficial española y una delegación científica, integrada fundamentalmente por traumatólogos, neurólogos y pediatras. Y en el V Simposio de la Asociación Europea contra la Poliomielitis participaron, entre otros, los médicos Torres Gost, Juan Figueroa Egea y José Salvia Torres del Hospital del Rey, junto a un nutrido grupo de profesionales de la medicina de otros hospitales españoles, como Álvaro López del hospital valenciano de la Malvarrosa (Porras, Báguena y Ballester, 2010: 130-141).

Otra dificultad añadida para poder equipar adecuadamente de personal el Servicio Nacional de Poliomielitis del Hospital del Rey fue que España careció de la figura del fisioterapeuta y, por tanto, de escuelas de formación en fisioterapia hasta 1957 (Toledo Marhuenda, 2013; Safford y Jansson, 1959). Ante la necesidad generada por las epidemias de poliomielitis y las recomendaciones de los expertos y consultores de la OMS que visitaron España en el marco del Plan España-23, se trató de corregir esa carencia mediante el establecimiento de una especialización de dos años en fisioterapia de los denominados entonces ayudantes técnicos sanitarios (ATS). Se necesitaban, por tanto, cinco años para poder trabajar como fisioterapeuta, tal y como quedó regulado por la ley de 26 de julio de 1957, que también fijó los requisitos para el establecimiento de las escuelas de fisioterapia, que tenían que estar adscritas a facultades de Medicina (Toledo Marhuenda, 2013). Sin embargo, la aplicación de la ley fue bastante limitada, tal y como reflejaron Frank J. Safford y Kurt Janson en su informe de 1959, ya que se contaba únicamente con tres escuelas en Madrid, Valencia y Barcelona para formar a los nuevos fisioterapeutas. De ahí que estos expertos de la OMS señalaran la necesidad de instalar inmediatamente una nueva escuela de fisioterapia en la Clínica de la Concepción en Madrid y para facilitar dicha tarea, recomendaban el envío de un profesor de fisioterapia a España (Safford y Jansson, 1959). Esta visita, costeada con cargo al programa de becas de la OMS, era relevante por cuanto cada una de las escuelas de fisioterapia tenía que contar con un director consultor (que debía ser profesor de una facultad de Medicina), un director ejecutivo (especialista en rehabilitación) y un fisioterapeuta cualificado, algo esto último que escaseaba en nuestro país.

Otro elemento relevante del Servicio Nacional de Poliomielitis fue el gimnasio, que el Hospital del Rey reforzó contratando varias enfermeras y maestras: Lucía de la Vega, Ángeles Martínez, Concepción Laseca, Teresa Olmos, Isabel Domingo, Caridad Maeztu, Gertrudis Hernández y Jesús Bartolomé (Torres Gost, 1975). Al igual que hemos dicho respecto de los y las fisioterapeutas que se incorporaron inicialmente, no disponemos aún de información sobre estas enfermeras y maestras, por lo que esta tarea queda pendiente para futuras investigaciones.

Con las características señaladas y el personal indicado, el Servicio Nacional de Poliomielitis del Hospital del Rey comenzó a recibir enfermos a mediados de 1959 al registrarse las mayores tasas de morbilidad por polio, pese a no estar finalizados todos los trabajos de acondicionamiento y no producirse su inauguración oficial hasta el 7 de marzo de 1960 (Porras Gallo, 2021; Torres Gost, 1975).

La importancia que tuvieron las estancias y visitas foráneas (fundamentalmente europeas) para establecer servicios competitivos para prestar asistencia a la población afectada por la poliomielitis durante la etapa franquista sucedió también en otros lugares, como en el Hospital Nacional de la Malvarrosa de Valencia, donde su protagonista fue Álvaro López, que ya había dirigido el hospital antes de la Guerra Civil y que tras un proceso de depuración volvió a ocuparse de él a partir de 1944 (Porras Gallo y Báguena Cervellera, 2013a).

4. REFLEXIONES FINALES

Aunque hay algunos aspectos de la investigación que requieren ser abordados en un futuro, el caso analizado ha mostrado el papel relevante de los viajes y las pensiones en la circulación de conocimiento, modelos y prácticas científico-sanitarias desde el ámbito internacional hasta el marco nacional a través de las estancias del personal científico-sanitario y de las relaciones establecidas, y como esa colaboración transnacional impacta en las políticas sanitarias de los países, que efectúan también sus adaptaciones. España se sumó a esta corriente como vía de modernización y, en el siglo XX, aprovechó tanto las estructuras y programas nacionales como los internacionales para modernizar la atención brindada a las personas afectadas por la poliomielitis, regular la especialidad médica de rehabilitación y crear y estandarizar la formación en fisioterapia con la ayuda de especialistas venidos de otros países dentro de los programas de becas de la OMS y del programa España-23. Resta aún llevar a cabo la reconstrucción de las vidas de los profesionales mencionados y explorar más profundamente su impacto en el tema analizado.

BIBLIOGRAFÍA

Álvarez Peláez, Raquel (2007): "La genética y la Junta para la Ampliación de Estudios e Investigaciones Científicas", *Asclepio*, vol. 59, nº 2, pp. 163-180.

Álvarez Sierra, José (1961): *Historia de la cirugía española*, Madrid, Diana Artes Gráficas.

— (1964): "Cuatrocientos veintidós poliomielíticos recibieron asistencia el año pasado en el Hospital del Rey", *ABC*, 1 de enero, p. 66.

Association Européenne contre la Poliomyélite (1957): IV Symposium de Bolonia, 20-22 de septiembre de 1956, Association Européenne contre la Poliomyélite.

Ballester, Rosa (2016): *España y la Organización Mundial de la Salud en el contexto de la historia de la salud pública internacional (1948-1975)*, Valencia, Real Academia de Medicina de la Comunidad Valenciana.

— (2019): "España y la Organización Mundial de la Salud. La cuestión española y la puesta en marcha de políticas y programas de salud pública (1948-1970)", en M. I. Porras, L. Mariño y M. V. Caballero (coords.), *Salud, enfermedad y medicina en el franquismo*, Madrid, Los Libros de la Catarata, pp. 43-56.

Ballester, Rosa; Porras, María Isabel y Báguena, María José (2015): "Políticas sanitarias locales puestas a prueba: consultores, expertos, misiones internacionales y poliomielitis en España, 1950-1975", *História, Ciências, Saúde-Manguinhos*, vol. 22, nº 3, pp. 925-940.

Baratas Díaz, Alfredo (1990): "Juan Negrín (1892-1956) y la investigación experimental en el Laboratorio de Fisiología de la Junta para la Ampliación de Estudios", *Dynamis*, vol. 10, pp. 255-273.

— (1997): *Introducción y desarrollo de la biología experimental en España entre 1868 y 1936*, Madrid, CSIC.

— (2007): "Neurociencias en la Junta para Ampliación de Estudios", *Asclepio*, vol. 59, nº 2, pp. 136-163.

Barona, Josep Lluís (2015): *The Rockefeller Foundation, Public Health and International Diplomacy, 1920-1945*, Nueva York, Routledge.

— (2019): *Health policies in interwar Europe. A transnational perspective*, Abingdon, Routledge.

— (2021): "The Rockefeller Foundation and the League of Nations: Public Health in Europe (1920-1945)", *Historia, Debates e Tendencias*, vol. 21, nº 3, pp. 34-53.

Barona, Josep Lluís; Bernabeu-Mestre, Josep (2008): *La salud y el Estado. El movimiento sanitario internacional y la Administración española*, Valencia, Publicaciones de la Universidad de Valencia.

Bertomeu Sánchez, José Ramón (1996): "La colaboración de los cultivadores de la ciencia españoles con el gobierno de José I (1808-1813)", en A. Gil Novales (dir.), *Ciencia e independencia política*, Madrid, Ediciones del Orto, pp. 175-213.

Bertomeu Sánchez, José Ramón y García Belmar, Antonio (2000): "Mateu Orfila's *Elémens de chimie médicale* and the debate about the medical applications of chemistry in early 19th century France", *Ambix*, vol. 47, pp. 1-28.

Cabal González, Melquíades (1976): *100 médicos asturianos*, Oviedo, Editorial Richard Grañido.

Cisneros Gómez, Ignacio (2002): *La fumación. Elucubraciones de un fumador empedernido*. Madrid, By Print.

Delgado Gómez-Escalonilla, Lorenzo (2007): "Dimensión internacional del CSIC", en M. Á. Puig-Samper Mulero (ed.), *Tiempos de investigación. JAE-CSIC, cien años de ciencia en España*, Madrid, CSIC, pp. 269-278.

Dirección General de Sanidad (1959a): *Memoria de la Dirección General de Sanidad correspondiente a los años 1957 y 1958*, Madrid, Dirección General de Sanidad.

— (1959b): *Memoria de la Dirección General de Sanidad correspondiente al año 1959*, Madrid, Dirección General de Sanidad.

Fundación Romanillos (s. f.): "Alberto Rábano Navas", https://lc.cx/8Ni5ag.

Galiana-Sánchez, María Eugenia (2017): "The role of International Organisations in the Development of Public Health Nursing, 1933-1974", *Gesnerus*, vol. 74, nº 2, pp. 188-204.

García Belmar, Antonio y Bertomeu Sánchez, José Ramón (2001): "Viajes a Francia para el estudio de la química, 1770-1833", *Asclepio*, vol. 53, nº 1, pp. 95-139.

Gavroglu, Kostas *et al*. (2008): "Science and Technology in the European Periphery: some historiographical reflections", *History of Science*, vol. 46, nº 2, pp. 153-175.

González Hernández, María *et al*. (2018): "Ayuda técnica en tiempos de crisis: la brucelosis en los programas país para España de la Organización Mundial de la Salud (1951-1972)", *Revista Española de Salud Pública*, nº 92, pp. e1-e11, https://lc.cx/LMNLgt.

Heras Salord, Jaime de las; Porras Gallo, María Isabel y Báguena Cervellera, María José (2013): "La emergencia de la poliomielitis como problema social en Madrid, Valencia y Castilla-La Mancha", en M. I. Porras Gallo *et al*. (coords.), *El drama de la polio. Un problema social y familiar en la España franquista*, Madrid, Los Libros de la Catarata, pp. 48-72.

Izquierdo Rubín, José (1947): "Estudio epidemiológico, clínico y terapéutico de la parálisis infantil. Tercera parte. Tratamiento", *Yatros*, nº 11, pp. 4-11; nº 12, pp. 1-10; nº 13, pp. 1-9.

Krige, John (ed.) (2019): How Knowledge Moves: *Writing the Transnational History of Science and Technology*, Chicago y Londres, University of Chicago Press.

Martínez Navarro, Ferran; Larrosa, Alberto y Páez, Adela (2004): "Estudio de la epidemia de poliomielitis infantil presentada en Madrid durante el año 1929 por el doctor Laureano Albaladejo. Primera memoria anual de los trabajos llevados a cabo por el Servicio Epidemiológico Central (1929)", en J. M. Pérez *et al.* (coord.), *La medicina ante el nuevo milenio. Una perspectiva histórica*, Cuenca, Editorial de la Universidad de Castilla-La Mancha, pp. 963-987.

Otero Carvajal, Luis Enrique y López Sánchez, José Luis (2012): *La lucha por la modernidad. Las ciencias naturales y la Junta para Ampliación de Estudios*, Madrid, CSIC.

Pérez Gallardo, Florencio (1950): "Epidemiología y profilaxis de la poliomielitis", *SER Medicina*, vol. 83, pp. 47-70.

Porras Gallo, María Isabel (1993): "La profilaxis de las enfermedades infecciosas tras la pandemia gripal de 1918-1919: los seguros sociales", *Dynamis*, vol. 13, pp. 279-293.

— (1994): "La lucha contra las enfermedades evitables en España y la pandemia de gripe de 1918-1919", *Dynamis*, vol. 14, pp. 159-183.

— (2021): "De la gripe de 1918-1919 a las epidemias de poliomielitis en España. Estancias internacionales de investigación en el proceso de modernización científico-sanitario", *Investigaciones de Historia Económica-Economic History Research*, vol. 17, pp. 11-18.

— (s. f.): "Manuel Tapia Martínez", Real Academia de la Historia. https://lc.cx/p1pqSY.

Porras Gallo, María Isabel y Ayarzagüena Sanz, Mariano (2013): "La poliomielitis. Un grave problema mundial", en M. I. Porras Gallo *et al.* (coords.), *El drama de la polio. Un problema social y familiar en la España franquista*, Madrid, Los Libros de la Catarata, pp. 32-47.

Porras Gallo, María Isabel y Báguena Cervellera, María José (2013a): "La respuesta institucional y científica frente a la enfermedad a través de los casos de Madrid, Valencia, Castilla-La Mancha: atención sanitaria a la polio y sus secuelas y reintegración social de las víctimas", en M. I. Porras Gallo *et al.* (coords.), *El drama de la polio. Un problema social y familiar en la España franquista*, Madrid, Los Libros de la Catarata, pp. 94-119.

— (2013b): "La luchas contra la enfermedad mediante las campañas de vacunación en Madrid, Valencia y Castilla-La Mancha", en M. I. Porras Gallo *et al.* (coords.), *El drama de la polio. Un problema social y familiar en la España franquista*, Madrid, Los Libros de la Catarata, pp. 141-169.

— (2020a): "The role played by the World Health Organization country programmes in the development of virology in Spain (1951-1975)", *História, Ciências, Saúde-Manguinhos*, vol. 27, pp. 187-210, https://lc.cx/fuqBNB.

— (2020b): "El papel desempeñado por los médicos, el Gobierno y la OMS en la implementación de las encuestas serológicas sobre polio, sarampión y rubeola en España (1958-1978)", *Asclepio*, vol. 72, nº 1, p. 294, https://lc.cx/Y6t96I.

Porras, María Isabel; Báguena, María José y Ballester, Rosa (2010): "Spain and the Scientific Conferences on Polio, 1940s-1960s", *Dynamis*, vol. 30, pp. 117-144.

Porras, María Isabel y Caballero, María Victoria (2021): "Different Strategies of Vaccination Against Poliomyelitis in the European Region of the World Health Organization", *VIRUS. Beiträge zur Sozialgeschichte der Medizin*, vol. 20, nº especial, pp. 275-291.

Puig-Samper Mulero, Miguel Ángel (ed.) (2007): *Tiempos de investigación. JAE-CSIC, cien años de ciencia en España*, Madrid, CSIC.

Pyenson, Lewis (2006): "Centre and periphery revisited. The structures of European science, 1750-1914 [book review]", *The British Journal for the History of Science*, vol. 29, pp. 122-123.

Rodríguez Ocaña, Esteban (2000): "La intervención de la Fundación Rockefeller en la creación de la sanidad contemporánea en España", *Revista Española de Salud Pública*, vol. 74, pp. 27-34.

— (2017a): "Tifus y laboratorio en la España de posguerra", *Dynamis*, vol. 37, nº 2, pp. 489-515.

— (2017b): "Ocaso de la medicina social en España: el caso de la leptospirosis", *Asclepio*, vol. 62, nº 2, p. 199, https://lc.cx/OIrdvJ.

Rodríguez Sánchez, Juan Antonio y Seco Calvo, Jesús (2009): "Las campañas de vacunación contra la poliomielitis en España en 1963", *Asclepio*, vol. 61, nº 1, pp. 81-116.

Safford, Frank y Jansson, Kurt (1959): *Programa nacional de rehabilitación de niños físicamente disminuidos: informe sobre una misión en España*, Madrid, Ministerio de la Gobernación-Dirección General de Sanidad.

Sánchez Ron, José Manuel (coord.) (1988): *1907-1987. La Junta para Ampliación de Estudios e Investigaciones Científicas 80 años después*, 2 volúmenes, Madrid, CSIC.

Sánchez Ron, José Manuel y García Velasco, José (eds.) (2010): *La Junta para Ampliación de Estudios e Investigaciones Científicas en su centenario*, 2 volúmenes, Madrid, Fundación Francisco Giner de los Ríos (Institución Libre de Enseñanza), Publicaciones de la Residencia de Estudiantes.

Santesmases, María Jesús (2007): "Viajes y memorias: las ciencias en España antes y después de la Guerra Civil", *Asclepio*, vol. 59, nº 2, pp. 213-230.

Smallman-Raynor, Matthew R y Cliff, Andrew D. (eds.) (2006): *Poliomyelitis. A World geography: Emergence to Eradication*, Oxford, Oxford University Press.

Toledo Marhuenda, José Vicente (2013): *La poliomielitis en España (1880-1970) y su impacto sobre el desarrollo de las técnicas en Fisioterapia: un acercamiento a las discapacidades físicas y a su tratamiento*, Elche, Editorial Digital Universidad Miguel Hernández.

Torres Gost, Juan (1975): *Medio siglo en el Hospital del Rey*, Madrid, Biblioteca Nueva.

Vázquez de Quevedo, Francisco (2018): "Pedrosa. Historia de un lazareto", en E. V. Morales, J. A. Vallejo del Campo y A. Ceballos Hornero (coords.), *Cimas. Ciencias, literatura y pensamiento: 45 años*, vol. 2, pp. 93-112.

Velasco Morgado, Raúl (2010): "Pensionados para una ciencia en crisis: la JAE como mecenas de la anatomía macroscópica", *Dynamis*, vol. 30, pp. 287-306.

— (2011): "Importando una ciencia médica básica: los viajes para investigaciones embriológicas de los pensionados de la JAE", en M. I. Porras Gallo *et al.* (eds.), *Transmisión del conocimiento médico e internacionalización de las prácticas sanitarias: una reflexión histórica. XV Congreso de la Sociedad Española de Historia de la Medicina, Ciudad Real, 15-18 de junio de 2011*, Ciudad Real, SEHM, Facultad de Medicina de Ciudad Real y Universidad de Castilla-La Mancha, pp. 107-112.

— (2016): *Embriología en la periferia. Las ciencias del desarrollo en la España de la II República y el franquismo*, Madrid, CSIC.

— (2019): "Pediatría y cultura de viaje: los pensionados españoles y la apropiación del laboratorio en la periferia, 1907-1939", *História, Ciências, Saúde-Manguinhos*, vol. 26, pp. 841-862.

Vernet Ginés, Juan (1975): *Historia de la ciencia española*, Valencia, Instituto de España, Cátedra de Alfonso X El Sabio.

SOBRE LOS AUTORES Y LAS AUTORAS

Mariano Ayarzagüena Sanz

Doctor en Geografía e Historia por la UNED. Fue profesor asociado de la UCLM en el área de Historia de la Ciencia desde 2010 hasta su jubilación en 2016. Socio fundador de la Sociedad Española de Historia de la Arqueología, de la que fue su presidente desde 1997 hasta 2005 y de la que, en la actualidad, es presidente de honor. Dirige excavaciones arqueológicas en Salinas Espartinas (Madrid), Otero de Herreros (Segovia) y Arcos de las Salinas (Teruel). Autor de diversos libros y de más de un centenar de artículos, la mayoría de ellos sobre historia de la ciencia. Fue comisario, junto con Gloria Mora, de la exposición "Pioneros de la arqueología española". Asimismo, ha formado parte del comité organizador del III, IV y V Congreso Internacional de Historia de la Arqueología, desarrollados en Madrid, los dos últimos en el Museo Arqueológico Nacional.

Rosa Ballester Añón

Doctora en Medicina. Es profesora emérita de Historia de la Ciencia en la Universidad Miguel Hernández y fue catedrática de Historia de la Ciencia entre 1986 y 2015 en las facultades de Medicina de las universidades de Alicante y Miguel Hernández. Académica de número y vicepresidenta de la Real Academia de Medicina de la Comunidad Valenciana. Sus líneas de investigación se centran en las relaciones de España con la OMS, los discursos científicos en la historia de la salud pública, la discapacidad e historia de la poliomielitis, las vacunas y vacunaciones en la historia de Europa, el humanismo y la medicina, y la historia de las reales academias de medicina españolas en el periodo contemporáneo.

Josep Bernabeu-Mestre
Doctor en Medicina y catedrático de Historia de la Ciencia en la Universidad de Alicante, además de director académico de la Cátedra Carmencita de Estudios del Sabor Gastronómico. En el ámbito de la investigación se ha ocupado, entre otras temáticas, de la historia de la salud pública y la epidemiología histórica. A partir de 2005, incorporó a sus líneas de investigación la historia de la nutrición comunitaria y, más recientemente, la historia de la gastronomía y la recuperación del patrimonio culinario y gastronómico tradicional. Entre sus últimas publicaciones destacan las dos monografías publicadas en colaboración con María Tormo Santamaría: *Alimentación, gastronomía y nutrición en el camino de la sostenibilidad. Historia de una convergencia* (Publicaciones de la Universitat d'Alacant, 2021) y *Cuineres del territori. La memòria dels menjars de les comarques de la Marina en l'obra del folklorista Francisco G. Seijo Alonso (1925-2013)* (Edicions Onada, 2021), trabajo que recibió el VI Premio del Libro de Cocina, Salud y Sostenibilidad de los Premios Internacionales Ciudad de Benicarló.

María Teresa Brancaccio
Doctora por la Universidad de Ámsterdam y profesora adjunta en la Facultad de Salud, Medicina y Ciencias de la Vida de la Universidad de Maastricht (Países Bajos). Actualmente es investigadora del proyecto financiado "Programas de becas para estancias de investigación y el papel de los laboratorios públicos y privados en la lucha contra las enfermedades infecciosas en Europa (1907-1985)".

Adrián Carbonetti
Doctor en Demografía por la Facultad de Ciencias Económicas de la Universidad Nacional de Córdoba. Profesor titular en el Centro

de Estudios Avanzados (CEA) de la Facultad de Ciencias Sociales (FCS), Universidad Nacional de Córdoba (UNC) y en la Facultad de Humanidades y Ciencias (FHUC) de la Universidad Nacional del Litoral (UNL) de Argentina. Es investigador principal de la carrera de investigador científico del CONICET y director del Centro de Investigaciones y Estudios sobre Cultura y Sociedad (CIECS). Se ha especializado en historia social de la salud y la enfermedad. Dentro de esta se ha interesado en la historia de las endemias, epidemias y pandemias. En la actualidad sus investigaciones se dirigen a la historia de las vacunas y las campañas de vacunación en Argentina. Se encuentra dirigiendo un proyecto PICT titulado "La construcción de la confianza en la campaña de vacunación en el marco de la pandemia de COVID-19 en la Argentina: un estudio histórico y etnográfico". Su último libro se titula *Argentina en tiempos de pandemia: la gripe española de 1918-1919. Leer el pasado para comprender el presente* (Editorial de la Universidad Nacional de Córdoba, 2020).

María Victoria Caballero Martínez

Especialista en medicina preventiva y salud pública, ha sido jefa del Servicio de Medicina Preventiva y del Centro Internacional de Vacunación de la Gerencia de Atención Integrada de Ciudad Real y profesora asociada de dicha asignatura en la Facultad de Medicina de la UCLM de Ciudad Real. Es máster en Metodología de Investigación, diplomada superior en Bioética y ha dirigido diversos estudios epidemiológicos y proyectos de seguridad del paciente. También ha pertenecido al Comité Consultivo de la Red de Expertos y Profesionales de Seguridad del Paciente de la Consejería de Sanidad de Castilla-La Mancha. Además, es doctora (*cum laude*) en Ciencias de la Salud por la tesis "La poliomielitis en España y Europa desde el principio de la vacunación hasta su erradicación en la región europea (1955-2002)", por la que recibió el Premio Hernández Morejón 2017. Es miembro del Grupo de Investigación Salud, Historia y Sociedad (SALHISOC) de la UCLM, con el que ha desarrollado diversos proyectos financiados nacionales y autonómicos, entre ellos el titulado "Programa de becas para estancias de investigación y el papel de los laboratorios públicos y privados en la lucha contras las enfermedades infecciosas en Europa (1907-1985)". Es coautora y coeditora de los libros *La erradicación y el control de las enfermedades infecciosas (2016)*, *Salud, enfermedad y medicina en el franquismo (2019) y Estandarización y aplicación de sueros y vacunas en España (1894-2018)* (2023).

María Silvia di Liscia
Doctora en Geografía e Historia por la Universidad Complutense de Madrid y profesora titular en la Facultad de Ciencias Humanas, Universidad Nacional de La Pampa (Argentina), donde es directora del Instituto de Estudios Históricos y Sociales de La Pampa (UNLPam-CONICET). Ha realizado estadías de investigación en México y en España, en este caso, como investigadora en la Universidad Nacional de Educación a Distancia, Facultad de Ciencias Políticas y Sociología (Madrid). Ha dirigido equipos de investigación y participado en proyectos tanto en Argentina como España y publicado artículos y capítulos de libros en el CSIC (España), Fondo de Cultura Económica, *Historia Mexicana*, *Salud Colectiva*, *Dynamis*, *Asclepio*, *Topoi*, *Cadernos de Saude Publica*, *História, Ciencias, Saudes-Manguinhos* y *Medical History*. Es autora y coautora de libros publicados en el CSIC y Prometeo Libros (España) y Prohistoria (Argentina). Su último libro en coedición es *La historia de la salud y la enfermedad interpelada. Latinoamérica y España (siglos XIX-XXI)* (Buenos Aires, Cuadernos del Instituto de Salud Colectiva, 2022).

María Eugenia Galiana Sánchez
Enfermera, doctora en Salud Pública y catedrática de Enfermería en la Universidad de Alicante. Su actividad investigadora se ha centrado en el estudio de la historia de la salud pública en la España y Europa contemporáneas, especialmente en el análisis de los antecedentes históricos de la enfermería de salud pública y otras actividades sociosanitarias, incorporando la perspectiva de género. Actualmente es la directora del Grupo Balmis de Investigación de Historia de la Ciencia, Cuidados en Salud y Alimentación de la Universidad de Alicante desde su creación en 2020. Es miembro

del Instituto Universitario de Investigación en Estudios de Género de la Universidad de Alicante (IUIEG), del Instituto de Investigación Sanitaria y Biomédica de Alicante (ISABIAL) y del grupo Febe de Historia de Enfermería de lengua catalana. En la actualidad es comisaria de la exposición "Sinergias: lecciones de la historia. Las enfermedades de la pobreza en la Europa mediterránea contemporánea", que muestra los resultados del último proyecto de investigación en el que ha sido investigadora principal. Ha sido presidenta y vicepresidenta de la Asociación Europea de Historia de la Enfermería (EAHN) que vela por una investigación histórica de calidad.

Gloria Gallego Caminero
Enfermera, licenciada en Historia del Arte y doctora en Humanidades y Ciencias Sociales. Profesora colaboradora honorífica del Departamento de Enfermería y Fisioterapia de la Universidad de las Islas Baleares, donde impartió Historia de la Enfermería hasta su jubilación como profesora titular en 2013, fecha en que disfrutó de una beca postdoctoral otorgada por la Universidad de Toronto (Canadá) para profundizar, durante un año, en la investigación sobre la historia de las enfermeras internacionales que participaron en la GCE. Es miembro de la Asociación Febe de Historia de Enfermería de Lengua Catalana y del GIHS, Grupo de Investigación de Historia de la Salud en las Islas Baleares, vinculado al IUNICS de la UIB. Recientemente ha comisariado la exposición itinerante "Enfermeras en la memoria. La fuerza invisible de una profesión", que, en colaboración con universidades y colegios de enfermeras, ha sido instalada en 13 ocasiones (2018-2023) en sedes de Cataluña y Baleares.

Lourdes Mariño Gutiérrez
Diplomada universitaria en Enfermería en la Universidad de Extremadura con especialidad en Salud Pública, licenciada en Periodismo y doctora en Historia de la Ciencia (programa de Ciencias de la Salud) por la Universidad de Alcalá. Trabaja como técnica superior especializada de Organismos Públicos de Investigación en la

Escuela Nacional de Sanidad (Instituto de Salud Carlos III), donde es profesora en varios posgrados. Sus líneas de investigación se centran en la historia de la práctica epidemiológica, el patrimonio histórico-científico y la historia de las enfermedades infecciosas. Es profesora asociada de Historia de la Ciencia en la Facultad de Medicina de Ciudad Real y miembro del Grupo de Investigación Salud, Historia y Sociedad (SALHISOC), en el que ha contribuido a desarrollar diversos proyectos financiados nacionales y autonómicos, entre ellos el titulado "Programa de becas para estancias de investigación y el papel de los laboratorios públicos y privados en la lucha contras las enfermedades infecciosas en Europa (1907-1985)". Ha colaborado como coautora y coeditora de los libros *La erradicación y el control de las enfermedades infecciosas* (2016), *Salud, enfermedad y medicina en el franquismo* (2019) y *Estandarización y aplicación de sueros y vacunas en España (1894-2018)* (2023).

María Isabel Porras Gallo

Doctora en Medicina y catedrática de Historia de la Ciencia de la Facultad de Medicina de Ciudad Real de la Universidad de Castilla-La Mancha. Sus principales líneas de investigación se centran en la historia social de las enfermedades, de la discapacidad, de las políticas de protección social y de la historia de la salud pública. En su tesis doctoral inició sus estudios sobre la gripe de 1918-1919 profundizando sobre lo ocurrido en la ciudad de Madrid. Desde entonces, ha seguido explorando distintos aspectos de esa enfermedad y de su lucha, en conexión con otras pandemias y la historia de la acción de agencias internacionales, como la OMS. Es investigadora principal de varios proyectos relacionados con la historia de las enfermedades infecciosas, el proceso de estandarización y aplicación de sueros y vacunas, y el papel de los programas de becas para estancias de investigación, así como el papel de los laboratorios públicos y privados en la lucha contras las enfermedades infecciosas en Europa (1907-1985). También es directora del Grupo de investigación Salud, Historia y Sociedad (SALHISOC) y coautora y editora de los libros *El drama de la polio* (2013), *La erradicación y el control de las enfermedades infecciosas* (2016) y *Salud, enfermedad y medicina en el franquismo* (2019), *La gripe española 1918-1919* (2020) y *Estandarización y aplicación de sueros y vacunas en España (1894-2018)* (2023).

María Laura Rodríguez
Licenciada en Historia, máster en Políticas de Bienestar en Perspectiva y doctora en Ciencia Política, se desempeña como profesora adjunta en la Escuela de Historia de la Facultad de Filosofía y Humanidades de la Universidad Nacional de Córdoba e investigadora independiente de CONICET por el Centro de Investigaciones y Estudios sobre Cultura y Sociedad (CIECS). Se dedica desde hace más de 20 años a indagar sobre temas de salud, enfermedad y profesiones sanitarias. Entre sus publicaciones, en los últimos años, se cuentan artículos sobre conflictos laborales, capacitación y perfil en la enfermería, publicados en distintas revistas argentinas, y durante 2024 en la revista *Ciencias y Humanidades* de Colombia. Sobre el análisis de factores políticos, sociodemográficos y de género involucrados en el desarrollo de distintas enfermedades, ha publicado distintos capítulos de libros y múltiples artículos publicados en revistas como *Demografía Histórica-Journal of Iberoamerican Population Studies*, *Salud Colectiva*, *Anuario Colombiano de Historia Social y de la Cultura* o *Hygiea Internationalis*, entre otras.

Marta Velasco Martín
Licenciada en Biología por la Universidad Autónoma de Madrid, donde también cursó el Máster en Estudios Interdisciplinares de Género. Doctora (*cum laude*) en Lógica y Filosofía de la Ciencia por la Universidad de Salamanca con la tesis "Genética de *Drosophila* y género: circulación de objetos y saberes", que obtuvo el Premio Extraordinario de Doctorado del curso 2018-2019. Es profesora ayudante doctora en el Departamento de Ciencias Médicas de la Universidad de Castilla-La Mancha (UCLM). Sus líneas de investigación abordan la historia de las mujeres científicas y el estudio de la influencia del género en la construcción de conocimiento biomédico, en los estudios culturales e históricos de la ciencia y la tecnología, y en la construcción social de la enfermedad en los

siglos XX y XXI; además, estudia las respuestas colectivas y el establecimiento de medidas de lucha contra las enfermedades infecciosas desde una perspectiva de género. En la actualidad es investigadora del grupo Salud, Historia y Sociedad (SALHISOC), con el que ha contribuido al desarrollo de los proyectos financiados "La estandarización y aplicación de sueros y vacunas en España y Castilla-La Mancha y el papel de las agencias internacionales (1918-2016)" y "Programas de becas para estancias de investigación y el papel de los laboratorios públicos y privados en la lucha contra las enfermedades infecciosas en Europa (1907-1985)". Es coautora y coeditora del libro *Estandarización y aplicación de sueros y vacunas en España (1894-2018)* (2023).